Ramiro Calle

LAS ZONAS ILUMINADAS DE TU MENTE

Ramiro Calle

LAS ZONAS ILUMINADAS DE TU MENTE

50 antídotos
contra la infelicidad

temas de hoy.

Primera edición: mayo de 2003
Segunda impresión: mayo de 2005
Tercera impresión: octubre de 2008
Cuarta impresión: mayo de 2014

El papel utilizado para la impresión de este libro
es cien por cien libre de cloro
y está calificado como **papel ecológico**

No se permite la reproducción total o parcial de este libro, ni su incorporación a un sistema informático, ni su transmisión en cualquier forma o por cualquier medio, sea este electrónico, mecánico, por fotocopia, por grabación u otros métodos, sin el permiso previo y por escrito del editor. La infracción de los derechos mencionados puede ser constitutiva de delito contra la propiedad intelectual (art. 270 y siguientes del Código Penal)

Diríjase a Cedro (Centro Español de Derechos Reprográficos) si necesita fotocopiar o escanear algún fragmento de esta obra. Puede contactar con Cedro a través de la web www.conlicencia.com o por teléfono en el 91 702 19 70 / 93 272 04 47

© Ramiro Antonio Calle Capilla, 2003
© Ediciones Temas de Hoy, S. A., 2003
© Ediciones Planeta Madrid, S. A., 2009
Ediciones Temas de Hoy es un sello editorial de Ediciones Planeta Madrid, S. A.
C/ Josefa Valcárcel, 42, 28027 Madrid
www.temasdehoy.es
www.planetadelibros.com
Diseño de cubierta: Juan Pablo Rada / Paso de Zebra
Fotografía de cubierta: Photonica
ISBN: 978-84-8460-275-0
Depósito legal: B. 27.435-2005
Preimpresión: J. A. Diseño Editorial, S. L.
Impreso en Book Print Digital, S. A.

Printed in Spain-Impreso en España

Índice

Introducción 15

Los 50 factores de iluminación de la mente 23

1. Lucidez 25
2. Desapego 35
3. Compasión 44
4. Humildad 53
5. Sosiego 59
6. Contento 70
7. Motivación 75
8. Paciencia 81
9. Templanza 85
10. Benevolencia 89
11. Alegría compartida 93
12. Tolerancia 96
13. Amor 99
14. Diligencia 109
15. Sensualidad equilibrada 116
16. Autoindulgencia bien medida 121

17. Autodisciplina madura	126
18. Satisfacción	131
19. Conciencia de uno mismo	134
20. Concentración	140
21. Ecuanimidad	145
22. Determinación	151
23. Recogimiento	154
24. Apertura mental	157
25. Intrepidez	161
26. La atención debida	165
27. Libertad interior	169
28. El encuentro con uno mismo	176
29. Confianza	181
30. Autoconocimiento	185
31. Ánimo	189
32. Sabiduría de la inseguridad	192
33. Sentido de la responsabilidad	195
34. Capacidad de rectificación	198
35. Comprensión	200
36. Visión penetrativa	202
37. Apreciación justa	207
38. Armonía	210
39. Visión cabal	212
40. Percepción correcta	216
41. Aceptación de los sentimientos	218

42. Expansión 221
43. Interdependencia 223
44. Soledad creativa 225
45. Aceptación de las personas como son 227
46. Seguridad en uno mismo 230
47. Saber relativizar 232
48. Sensibilidad 235
49. Autovaloración madura 239
50. Pensamiento maduro 242

Conclusión: Cómo potenciar las actitudes constructivas de la mente 245

Quiero expresar toda mi gratitud
para todo el magnífico equipo
de la editorial Temas de Hoy

*No me digáis nunca que un ser humano
no puede cambiar.*
                                VIVEKANANDA

*Todos nosotros conservamos la capacidad de cambiar,
incluso fundamentalmente, mientras tengamos vida.*
                                KAREN HORNEY

Introducción

La mente es como un escenario de luces y de sombras en el que se alternan los pensamientos más constructivos y los más destructivos, los más dichosos y los más aflictivos, los más sanos y los más neuróticos. En este escenario, la persona puede trabajar con rigor para ir eliminando muchas raíces de lo pernicioso y potenciando, por el contrario, las raíces de lo sano. Existen métodos de transformación mental para reorganizar la mente en una dimensión más armónica y equilibrada, de tal manera que las zonas iluminadas vayan disipando las zonas oscuras. Mediante el autoconocimiento, el esfuerzo consciente y la firme resolución, la atención mental bien dirigida, la inquebrantable ecuanimidad y la práctica de algunos métodos milenarios, toda persona que realmente lo desee y se lo proponga puede mejorar su calidad de vida mental y superar ciertos condicionamientos, inclinaciones neuróticas, estados mentales insanos y tendencias perjudiciales. Aunque éstos permanezcan a veces ocultos en las regiones más profundas de la mente y dejen huellas muy intensas, es posible, con la aplicación de actitudes adecuadas, ir modificándolos o resolviéndolos.

Todos esos condicionamientos —evolutivos, raciales, hereditarios, sociales, culturales y psíquicos— nos roban la libertad interior y a menudo originan un «helecho» subconsciente desordenado y caótico, que crea desdicha y confusión y que puede originar síntomas psicosomáticos muy diversos y dolorosos. Sin embargo, en la mente humana hay muchos recursos que pueden actualizarse y fuerzas constructivas que debemos poner en marcha para orientarnos hacia nuestra propia realización. Del mismo modo que la mente está turbada y limitada por muchos errores básicos (parte de los cuales he examinado minuciosamente en mi obra *Las zonas oscuras de tu mente*), también puede estar guiada con sabiduría por aciertos y enfoques atinados que fomenten un entendimiento correcto y un discernimiento claro. En toda mente humana, al menos como semilla, hay factores de iluminación que pueden actualizarse y desplegarse: por ejemplo, la lucidez, la energía, el sosiego, la atención, la ecuanimidad, el contento, la compasión y la benevolencia. Para que estas semillas crezcan y se desarrollen es necesario atenderlas, de forma similar a como el amoroso jardinero se aplica al cuidado de sus plantas: por un lado, hay que estimular y abonar los factores de desarrollo e iluminación; por otro, hay que ir reconociendo y superando las trabas, ataduras e impedimentos de la mente. De la misma manera que una persona puede seleccionar alimentos sanos y rechazar los tóxicos, podemos suscitar y fomentar las tendencias luminosas y constructivas de la mente e ir despojándonos de las oscuras y hostiles.

Ya lo decía un antiguo adagio: «De esta mente parten dos caminos: uno hacia un jardín y otro hacia un estercolero.» Una persona puede convertirse, por tanto, en la dueña de su mente y aprender a controlarla, para que —en ese escenario de luces y de sombras— comiencen a predominar los claros.

Algunas tendencias perjudiciales son muy difíciles de erradicar, porque arraigan en lo más profundo de nuestra mente y han sido retroalimentadas durante muchos años, originando reacciones emocionales y hábitos psíquicos fosilizados que, a través de pensamientos y conductas, se multiplican *ad infinitum*. Los antiguos psicólogos de Oriente nos indican que estas huellas o impregnaciones inconscientes son de tres clases: leves, semiprofundas y muy profundas o intensas. Se comparan al rastro que deja un pez en el agua (desaparece enseguida), al que deja un pie en la arena (permanece más tiempo) y al que aparece como una muesca en una piedra (que solo se desvanecerá después de mucho tiempo, merced al viento y la lluvia). Algunas raíces son tan intensas que requieren, para su eliminación, un trabajo consistente y sostenido. Los condicionamientos de la mente tienen también distintos grados de profundidad, y muchos de ellos inciden en rasgos de carácter, propensiones o automatismos mentales.

En cierta ocasión, un discípulo le preguntó a su maestro:
—¿Soy libre?
El maestro repuso:
—Sí..., desde tus condicionamientos.

Éstos son como hilos invisibles, pero muy poderosos, que controlan nuestros pensamientos, nuestras palabras y actos y que, a menudo, se imponen a nuestra voluntad y burlan nuestra firme determinación. Mediante el uso exclusivo de la volición, sólo es posible corregir o modificar algunas tendencias o rasgos, pero para sanear las tendencias subyacentes se requiere un método de transformación. Muchas veces la voluntad o la firme resolución se evidencian como impotentes y no consiguen vencer esas tendencias latentes que están generando inquietud, irritabilidad, abatimiento, hostilidad o avidez. De éstas, las más profundas ni siquiera las sospechamos, porque sólo emergen las más superficiales, que funcionan como pensamientos, emociones, sentimientos o pasiones. Cuando las tendencias subyacentes insanas o perjudiciales alcanzan sólo la psiquis de la persona, no perjudican más que a ésta, pero en cuanto tintan las palabras y los actos, ya comienzan a perjudicar a los demás. Si, por ejemplo, un individuo experimenta tendencias de odio que se alojan en la mente aún sin trascenderla, se está dañando a sí mismo y creándose desdicha, pero si, además, estas tendencias condicionan sus palabras y sus actos, dañarán también a los otros, porque su comportamiento se tornará acre, hostil e —incluso— abiertamente cruel.

Por tanto, para ir eliminando, por un lado, las tendencias subyacentes nocivas (zonas *oscuras* de la mente) e ir, por otro, estimulando las constructivas y beneficiosas (las zonas *iluminadas*), habrá que recurrir a la firme determinación de querer modificar los modelos mentales, pero también habrá que servirse de:

- La autoobservación o propia vigilancia.
- La volición bien canalizada, es decir, para transformar y no para reprimir.
- El establecimiento de la atención en tantos momentos como sea posible.
- La ejercitación de la firmeza de mente o ecuanimidad, para no dejarse arrastrar por las tendencias negativas.
- El esfuerzo consciente para desalojar de la mente los estados mentales perniciosos e ir suscitando, fomentando y desplegando los estados mentales beneficiosos.
- La práctica de métodos de transformación mental, entre los que cabe destacar: la meditación, el yoga, el trabajo consciente sobre la corporeidad, la reflexión lúcida.
- El desarrollo del entendimiento correcto y de un tipo especial de visión o percepción —penetrativa, clara y cabal— que, como un rayo láser, pueda «quemar» de raíz las latencias negativas de la mente, que son las que configuran la ofuscación y, por tanto, falsean la cognición y distorsionan el discernimiento.
- El continuado esfuerzo (por muchas veces que se fracase al principio) de poner el pensamiento al servicio de las actitudes mentales positivas y de la expresión de emociones sanas y laudables.

La empresa no es fácil porque —como declaraba Buda— «el elemento de la ignorancia es un elemento poderoso». Pero el elemento de la sabiduría termina por ser mucho más poderoso y, con esa lámpara, podremos iluminar las zonas oscuras de la mente y actualizar nuestros mejores potenciales humanos. De la mente ofuscada y desasosegada pasaremos, así, a la mente clara y tranquila, y lograremos transformar o secar esas corrientes anímicas que se orientan hacia la avidez, el odio, la hostilidad y la malevolencia. Esas tendencias nocivas son las que a menudo sirven de soporte al ego hostil; son formaciones inconscientes condicionadas que frenan nuestro proceso de evolución consciente y nuestra armonía interior. La denominada «neurosis» es, precisamente, una detención o estancamiento en nuestro proceso de madurez. Mediante las actitudes oportunas y las enseñanzas adecuadas, conseguiremos salir de ese estancamiento y acelerar el proceso de la madurez emocional. La mente condicionada debe ser examinada y «revolucionada». Es esa mente vieja —cargada de patrones, filtros y esquemas— la que nos hace «vivir» a la sombra de las experiencias pasadas, sin dejar que nuestras mejores potencias anímicas eclosionen en cada momento del presente; debemos utilizar, por tanto, una mente nueva, es decir, liberada de todas esas impresiones que tanto someten nuestro interior. La mente vieja, acartonada, se mueve dentro de un círculo que impide todo ulterior aprendizaje vital y, por tanto, la verdadera madurez. Saltar fuera de la sombra de esa mente vieja —que se torna a veces oscura e incluso siniestra— es uno de los más intrépidos y hermosos desafíos.

Para ello deben ser cuestionados y revisados muchos patrones y adoctrinamientos que no nos dejan distinguir cuál es el yo social y cuál nuestro yo real. Hay personas a las que este fecundo desenmascaramiento espanta y, por ello, recurren a toda clase de subterfugios y autoengaños, en cuyo caso se frena todo posible proceso de madurez y de desarrollo personal (y se quedan anclados en su propia alienación). La duda, bien aplicada, se torna muy liberadora y nos ayuda a seguir investigándonos y mejorándonos. Las crisis tienen un efecto sanador cuando se viven lúcida y conscientemente; de hecho, la vida de cualquier persona —en tanto que proceso de perfeccionamiento— no es sino una crisis continuada para, al fin, poder emerger como crisálida (crisis con alas).

En la medida en que vamos logrando despejar la mente de sus oscuridades y liberarla de sus ataduras, comenzamos a sentirnos mucho más plenos y sosegados. El esfuerzo bien merece la pena. Las zonas que vayamos iluminando se irán reflejando a su vez en las palabras y en los actos, en los vínculos afectivos con los demás y en la relación con uno mismo. Si la mente es el fundamento de todo —como siempre han asegurado con cordura los antiguos psicólogos de la India—, cuando se ve oscurecida, crea tensiones, fricciones y malestar, pero cuando está iluminada, es causa de afecto, tranquilidad, cordura y bienestar. Existe una instrucción que se pierde en la noche de los tiempos y que exhorta: «Enciende tu propia lámpara.» Uno mismo, sin duda, tiene que recorrer el camino. Con cada zona de la mente que iluminemos, estaremos contribuyendo no sólo a nuestra propia dicha, sino a la de las personas que nos rodean.

Conocí una vez a un yogui que cuando se encontraba contigo no preguntaba «¿cómo estás?», sino «¿cómo está tu mente?» No es de extrañar, porque la mente es el origen de todo y todo se origina en ella (incluso el mundo le pertenece), y aquello que prevalezca en la mente del ser humano, prevalecerá en el mundo. Al cuidar la mente, estamos cuidando a los demás, porque, en vez de herirlos con palabras y actos perjudiciales (nuestras zonas oscuras), les obsequiamos con las iluminadas (es decir, con palabras y actos beneficiosos). Fue Buda quien declaró en una ocasión: «Oponte a la oleada de pensamientos nocivos con una oleada de pensamientos laudables.» Es un buen comienzo: el primer paso en una larga marcha hacia la realización personal.

En esta obra prestamos especial atención a los factores de iluminación más esenciales para formar y transformar la mente (a saber, lucidez, desapego, compasión, humildad, contento y ecuanimidad), porque de ellos surgen muchos de los restantes. Debemos poner especial empeño en fomentarlos para beneficio propio y ajeno, porque «aquellos que perfeccionan sus mentes en los factores de iluminación, sin ataduras, deleitándose en el abandono de la avidez, ésos, libres de corrupción, esclarecidos, alcanzan el Nirvana (liberación definitiva) incluso en este mundo» (*Dhammapada*).

LOS 50 FACTORES DE ILUMINACIÓN DE LA MENTE

1. *Lucidez*

Así como de la ofuscación sólo surge ofuscación, de la lucidez brota la comprensión clara, el entendimiento correcto, la visión cabal y el proceder adecuado. Del mismo modo que la ofuscación es fuente de innumerables zonas oscuras y de no pocos errores, así la lucidez es la lámpara con la que estimulamos e iluminamos nuestra psiquis y aprendemos a mirar más certeramente dentro y fuera de nosotros mismos. La lucidez es claridad de mente, visión penetrativa y pura, libre de juicios, prejuicios, adoctrinamientos, modelos, descripciones, patrones y tendencias desmesuradas de apego o de aborrecimiento. La lucidez permite ver lo que hay, al margen de temores o actitudes egocéntricas y más allá de ciertos velos opacos como las aversiones, las apetencias, las interpretaciones o la imaginación.

Buda pronunció los que, seguramente, son los sermones más breves dados por maestro alguno. Reunió a sus discípulos y les dijo: «Acudid y mirad.» No les dijo «venid e interpretad» o «venid y supcned» o «venid y prejuzgad» o «venid y recordad». No. Sólo dijo: «Acudid y mirad.» Mirad lo que es, tal y como es, con lucidez, sin esquemas, con la «visión pura» a la que se refería el sabio indio Patanjali. Pero, ¿cabía un sermón más breve todavía? Buda era un prodigio; era sorprendente; era la lucidez viviente. Reunió a sus discípulos y les dijo: «Conectad.» Así de conciso y contundente. Conecta. Conecta con lo que es, en la realidad del momento, en la urgencia del instante, con la mente clara, es decir, libre de pasado y libre de futuro y, por tanto, sin encadenarse a recuerdos o expectativas. Lo que es, es lo que es y, cuando se conecta con ello, con visión clara, uno se da cuenta de que no veía lo que es, sino lo que creía que es.

Si la ofuscación es una clara enemiga, la lucidez es una aliada fantástica. Nos hace más diestros, atinados, precisos, certeros, objetivos, equilibrados y armónicos. Cuando hay lucidez, la persona sabe cómo proceder. Si la lucidez no se ve correspondida por la acción diestra es que no es verdadera lucidez y entonces tampoco reporta comprensión profunda. Como dicen los mentores espirituales de la India: «¡Si algo le falta a este mundo es lucidez; si algo le sobra es ofuscación!»

La lucidez se aproxima mucho a la sabiduría. Es la puerta de un tipo especial de conocimiento que nada tiene que ver con la información, los datos, la erudición o la masa de opiniones. La lucidez no sabe de dogmatismos, ideas fijas, escleróticos puntos de vista, apego a opiniones... Se sitúa más allá del ego exacerbado, porque la persona narcisista o con un ego muy desarrollado jamás puede tener lucidez; no puede verse con claridad ni a sí misma ni a los demás, y sólo ve a través de los densos disfraces de su sobredimensionado ego. Cuando la lucidez se intensifica da por resultado la compasión. Ésa es la gran sabiduría: lucidez de mente y ternura de corazón. El que sabe ver comprende que nada hay tan valioso y revelador como la compasión. No es necesario forzarla, no se puede simular o fingir, sino que surge directamente de la visión clara. Porque hay tanta ofuscación, hay tanta hostilidad, desamor y violencia. En la verdadera lucidez, que es sabiduría, no hay lugar para perjudicarnos a nosotros o a los demás de modo intencionado.

Cuando se ven las cosas como son, cabalmente y con hondura, se pone en evidencia la transitoriedad de todos los fenómenos y entonces van cediendo los grilletes de la avidez y del aborrecimiento, y consiguen desplegarse las ambrosías de la generosidad y del afecto incondicional. El que ve con el ojo de la sabiduría no se deja condicionar por el pasado ni por el futuro y hace de su gloria el presente, con mente clara y corazón compasivo. Su entendimiento ya no se descarría y su atención se encauza a donde debe. Lo que tiene que ser hecho se hace. La lucidez no nos previene indefectiblemente de las equivocaciones o errores, pero nos enseña a asumirlos, a responsabilizarnos de ellos, a aprender y rectificar. Por tanto, la lucidez sirve de bálsamo para sanar la ofuscación, la obcecación, el empecinamiento y el dogmatismo.

La lucidez nos hace más reflexivos y menos compulsivos al pensar, al hablar y al actuar, y, sin duda, somos entonces más conscientes de las consecuencias de nuestras palabras y obras. La lucidez, por tanto, regula, equilibra, armoniza, previene y, sobre todo, evita la ejecución de actos destructivos para uno mismo y para los demás, porque la persona lúcida entiende que puede acarrear un montón de cosas nocivas o un montón de cosas laudables, y que en ese sentido puede hacerse a sí mismo mucho bien o hacerse mucho mal.

Mediante el ejercicio de la lucidez podemos ir superando el desorden, la confusión, el aturdimiento o el atolondramiento, y vamos abriendo un canal de claridad en la bruma de la mente ordinaria. En la medida en que se va desarrollando la lucidez, muchas tendencias neuróticas y perjudiciales van siendo desenraizadas y se va armonizando el temperamento de la persona. Así como la ofuscación es causa de la negligencia, de la necedad, del abotargamiento de la conciencia, de los prejuicios, del dogmatismo, del aferramiento a los conceptos y del fanatismo, la lucidez lo es de la perspicacia, de la inteligencia, de la sagacidad, de la visión amplificada, de la tolerancia, de la diligencia y de la imparcialidad. La lucidez es como una lámpara capaz de iluminar el universo interior y el devenir cotidiano. Previene el atolondramiento y ofrece una guía fiable para el comportamiento y la relación con las otras criaturas. Gracias a ella, evitamos la distorsión de la cognición y obtenemos una percepción más nítida y clara.

La lucidez permite crear vínculos afectivos sanos y relaciones de genuina cooperación. Cuanto más lúcida sea una persona, resultará más equilibrada, objetiva, diestra y provechosa para sí misma y para los demás, y estará en mejores condiciones para prevenir lo perjudicial y desplegar lo beneficioso. Una persona lúcida es menos egocéntrica y no da lugar a la vanidad, la soberbia o el orgullo desmesurado. Sabe dominarse en el momento oportuno y tiene capacidad para ver la situación con mayor ecuanimidad e imparcialidad.

Todo ser humano está determinado por códigos —evolutivos, psíquicos y sociales— que, sin embargo, mediante la perspicacia que procura la lucidez o visión penetrativa y clara, es posible ir descubriendo e incluso desmantelando o refrenando, consiguiéndose así mucha mayor libertad interior. La lucidez renueva la mente, permite superar sus trabas y oscurecimientos y ayuda a la persona a actuar con plena conciencia y asumir su responsabilidad; previene el arrebato, la avaricia y el odio; coopera en la radical transformación de la mente y ayuda a *quemar* las latencias negativas del inconsciente. Pensamientos, palabras y actos son bien distintos cuando están guiados por la lucidez y no por la ofuscación. La lucidez ayuda a superar autoengaños, subterfugios, pretextos falaces y escapismos. Cuando hay lucidez, la avidez y el aborrecimiento van perdiendo su vigor.

La lucidez se cultiva mediante el adiestramiento en el entendimiento ecuánime y correcto y con la práctica asidua de la meditación, ya que ésta se ha definido como la transformación de los estados de confusión de la mente en estados de perspicacia, el desapego a las opiniones y puntos de vista, el debilitamiento del egocentrismo, el esfuerzo por tratar de ver las cosas como son (sin los velos de la egocéntrica interpretación o la descontrolada imaginación o las tendencias subyacentes de avidez y odio).

En un texto budista, el *Itivuttaka*, se nos dice a propósito del opuesto de la lucidez, es decir, de la ofuscación: «Es causa de daño; nos trae inquietudes a la mente. Este peligro que ha crecido dentro es ignorado por la gente ciega. El que está ofuscado es incapaz de ver los hechos.» Por el contrario, el bálsamo de la lucidez, que es el resultado de la evolución de la conciencia y de la madurez, nos muestra los hechos como son y nos enseña a desenmascararnos psicológicamente e ir desplazándonos del yo aparente al yo real. Si por causa de la ofuscación surgen muchos estados mentales aflictivos e indeseables, gracias a la lucidez éstos van siendo trascendidos. La persona lúcida va poniendo en marcha sus mejores recursos internos para promover sus potencias creativas y constructivas y disipar las hostiles.

El cultivo metódico de la atención es una garantía para ir superando los oscurecimientos y trabas de la psiquis y desencadenar al fin la visión clara e inteligente. Una mente más firme, ecuánime, consistente y estable impide que se desplieguen en la misma estados mentales perjudiciales e innobles. La lucidez también nos permite observarnos y desactivar los pensamientos de codicia, odio, celos, envidia o rabia. Una mente que no alberga ofuscación estará más capacitada para librarse también de la ira, el odio o la hostilidad. Es la ofuscación la que engendra muchos pensamientos nocivos que condicionan palabras y actos perjudiciales.

La lucidez nos hace interiormente más independientes y seguros, nos enseña a ver las cosas como son, nos hace más desprendidos y nobles. La persona ofuscada es ciega y compulsiva, pero la lúcida percibe con claridad y se controla. Nunca es autoritaria, no tiende a dominar ni imponerse, no se deja arrastrar por estrechos puntos de vista, es capaz de *descodificar* sus reacciones más viscerales y de apelar a la inteligencia primordial que reside en lo más íntimo de uno mismo. Incluso, con una oportuna ejercitación, puede ir desenraizando —no reprimiendo— las perjudiciales tendencias innatas.

En principio hay en casi todas las mentes humanas una propensión a la ignorancia u ofuscación. Aquellas personas en las que este estado nocivo predomina en mayor grado tendrán que esforzarse más por refrenarlo. Si concedemos un espacio mayor al estudio de la lucidez que a otras zonas iluminadas de la mente, es porque ésta constituye el gran elixir que nos irá permitiendo disipar muchos de los oscurecimientos e ir echando luz sobre muchas áreas de la mente.

Cuando se va ganando lucidez, uno percibe que es preciso renunciar a todo aquello que perjudique a los demás o a uno mismo. Las raíces perniciosas de la mente inconsciente (que al aflorar generan los pensamientos, palabras y actos nocivos) serán erradicadas mediante el sosiego, la energía, la atención diligente, la ecuanimidad y la visión clara. Esa visión justa y cabal que nace de la mente liberada de oscurecimientos, y que es muestra de sabiduría, dispone de un gran poder para ir disipando la nesciencia de la mente, que tanto nos hace sufrir a nosotros y a los demás. La nesciencia contamina la cognición, distorsiona el discernimiento y frustra el entendimiento correcto. Esa nesciencia nos conduce a falaces interpretaciones, aferramientos a puntos de vista equivocados, dogmatismos y graves tergiversaciones de lo que es en realidad. Pero la mente, con la ejercitación adecuada, puede dar un gran giro y desarrollar estados mentales de claridad y perspicacia, superando el excesivo egocentrismo (que tanta oscuridad mental engendra) y ayudándonos a modificar los modelos mentales que provocan desdicha y aflicción. La lucidez, como es también el establecimiento de una conciencia firme y clara, hace posible el desapego y esa saludable presencia de ser que impide la identificación mecánica con lo que acontece. Nos permite adquirir una nueva perspectiva desde la que distinguimos lo insustancial y lo esencial, sin extraviarnos en mezquindades, apegos absurdos o dogmáticas creencias.

Para ir ganando lucidez se requiere un riguroso trabajo sobre uno mismo, que conducirá a otra manera, más positiva, de pensar y de comportarse. En nuestra obra *El dominio de la mente* profundizamos sobre los métodos válidos para la liberación de las trabas de la mente y la conquista paulatina del yo real.

La lucidez reporta un tipo de visión profunda y panorámica que puede aprehender con mayor exactitud la dinámica de la vida, con sus ineluctables dualidades. Cuando se percibe la naturaleza inestable y cambiante de los acontecimientos, la persona aprende a tener una mente menos arrebatada por la exaltación o la depresión y una actitud más imperturbable. Hay una reconfortante aceptación de lo inevitable, en lugar de querer destacarlo y generar tensión y desdicha en mayor grado. Para que aflore la lucidez hay que ir superando muchos impedimentos en la mente, así como numerosas tendencias neuróticas y conflictos internos. El autoconocimiento resulta imprescindible, lo mismo que el esfuerzo consciente, la energía, la concentración, el control de la atención, la contención del pensamiento descontrolado y a menudo neurótico, la contemplación serena y el discernimiento equilibrado.

Varios son los impedimentos o ataduras mentales, pero cabe clasificarlos en tres grupos:

- El apego a las ideas o equivocados puntos de vista, así como los modelos o patrones que empañan la conciencia.
- Los venenos emocionales y estados mentales perniciosos: odio, celos, envidia, rabia, irascibilidad, vanidad y tantos otros.
- La inmadurez emocional y el desorden psíquico, fomentado por traumas, heridas psicológicas, inhibiciones y otros factores psicológicos.

La calma y el apaciguamiento mental también conducen a la visión lúcida; en cambio opacan la visión ataduras como el odio, la avidez, la sensualidad desmedida, la apatía, el tedio, el abatimiento, el desasosiego, la indocilidad mental y las obsesiones, el narcisismo y las divagaciones mentales.

En el intento por conseguir la lucidez que desemboca en la sabiduría, desde antaño se han concebido y practicado los métodos de meditación, que cultivan armónicamente la atención, desempañan la conciencia y desarrollan la percepción clara. En el *Dhammapada* podemos leer: «De la meditación brota la sabiduría. Sin meditación, la sabiduría mengua. Conociendo el doble camino de la ganancia y de la pérdida, debe conducirse uno mismo de manera tal que pueda aumentar la sabiduría.»

El sosiego conduce a la claridad de la mente; la claridad de la mente conduce a la visión lúcida; la visión lúcida conduce a la sabiduría y la sabiduría conduce a la compasión.

El que sabe ver tiene conciencia lúcida de sus actos y se responsabiliza de las consecuencias de los mismos, sin recurrir a escapismos, subterfugios o falaces justificaciones. La mente liberada de impedimentos y trabas, bien establecida en la concentración, unificada y gobernada, es más penetrativa, ordenada y lúcida, o sea, más fiable. Los pensamientos que fomentan y alimentan las zonas oscuras de la mente son suspendidos o transformados.

Todos los grandes maestros espirituales han abogado por el cultivo de la mente lúcida. Jesús prevenía contra la mente embotada; Buda insistía en la necesidad de desempañar la conciencia, como también lo hacía Lao-tse, los mentores zen, Mahavira y Zoroastro. La mente embotada tiende a aferrarse a las opiniones o puntos de vista erróneos y extraviarse en los mismos. En el *Dhammapada* podemos leer unas líneas muy inspiradoras:

> Aquellos que temen lo que no debe ser temido y no temen lo que debe ser temido, están condicionados por equivocados puntos de vista y se conducen hacia un estado de

dolor. Imaginan como equivocado lo que no es equivocado, y como no equivocado lo que sí lo es: son seres que mantienen falsos puntos de vista y se desploman en un estado de dolor. Conociendo lo equivocado como equivocado y lo acertado como acertado, esos seres, adoptando la visión correcta, alcanzan un estado de felicidad.

El que sabe ver no se deja atrapar tanto por las banales ilusiones, las expectativas y los supuestos, sino que conecta lúcidamente con el presente y a cada momento prosigue en el fecundo aprendizaje vital. La lucidez puede ser hiriente en ocasiones, porque lo fácil es enmascarar los hechos o mirar hacia otro lado, pero esa visión dolorosa se acompaña de ecuanimidad y firmeza de ánimo y es magnífica para favorecer el crecimiento interior e incluso transformar las adversidades en aliados. Por falta de lucidez nos estrellamos contra las apariencias y no descubrimos la esencia de los fenómenos y acontecimientos. La lucidez disipa los oscurecimientos de la mente y rasga los velos que distorsionan, producto de la imaginación descontrolada, la interpretación falaz y las reactividades psíquicas. El logro de la lucidez es de enorme importancia, porque de la lucidez brota la sabiduría que nos enseña a *navegar* en el océano de la vida y en nuestro propio océano interior.

La persona lúcida tiene una visión clara que le permite comprender los puntos de vista ajenos, en vez de aferrarse a los propios. La lucidez es en la vida una magnífica compañera, un valioso aliado.

Hay una historia entrañable y significativa:

> En una localidad se requería un nuevo juez, pues acababa de morir el anterior. Se tenía constancia de la ecuanimidad y sabiduría de un yogui que vivía en un bosque cercano. Las sencillas gentes del pueblo decidieron nombrarlo juez, y he aquí que de pronto hubo de celebrarse la primera vista.

Con tal motivo expuso su alegato una de las partes. El yogui-juez le escuchó atentamente y dijo:

—Tiene usted razón, toda la razón. Ahora voy a escuchar a la otra parte.

Tras escuchar a la otra parte, dijo:

—Tiene usted razón, toda la razón.

El escribano no podía creerlo. Enojado protestó:

—Señoría, está usted disparatando. ¿Cómo van a tener razón las dos partes?

Y el juez dijo:

—Tiene usted razón, ¿cómo van a tener razón las dos partes?

La lucidez es la senda hacia la sabiduría y la sabiduría la puerta hacia la aprehensión de la última realidad. La lucidez funde los oscurecimientos y elimina las ataduras mentales, permitiendo un ego sereno y poniendo fin a la avidez y el odio.

2. *Desapego*

El desapego es desprendimiento, generosidad y desasimiento. Es también el antídoto de la avidez, la codicia, el afán de posesividad y el aferramiento que tanto malestar propio y ajeno generan y que, cuando se frustran, suelen desembocar en resentimiento, abatimiento, desesperación, envidia, celos, ansiedad o lamentación. Nunca hay que entender el desapego como indiferencia emocional o afectiva, en absoluto, ni tampoco como falta de sensibilidad, de intensidad o apatía. El desapego es una lenitiva y madura actitud mental basada en la comprensión de que todo es transitorio.

Mediante el desapego se renuncia a la actitud de posesividad, aferramiento, codicia y voracidad. La persona desapegada es más sosegada, imperturbable, comprensiva, tolerante, generosa y provechosa para sí misma y para los demás. Su ego no está al servicio del ejercicio del poder, ni manipula ni exige desmesuradamente, ni es intolerante ni se extravía en la rabia cuando algo no puede ser conseguido. El desapego procura libertad interior y es un factor clave en todo sendero de autodesarrollo. Sosiega el ánimo, equilibra la mente, favorece las relaciones humanas y permite el surgimiento de vínculos afectivos sanos. El desapego hace a la persona más altruista, incondicional, amorosa, generosa, liberal, imparcial y armónica. Previene contra tendencias neuróticas, conflictos personales y sociales, compulsión y ceguera mental.

El desapego es uno de los puntales para lograr una visión más clara y equilibrada, y así como la lucidez favorece el desapego, éste a su vez estimula la visión clara. La persona desapegada sabe poseer sin ser poseída por lo poseído; no orienta todas sus energías hacia la acumulación o acaparamiento; no demanda neuróticamente seguridad y sabe fluir mejor con los acontecimientos, sabiendo tomar y dar, asir y soltar. El que vive con desapego sabe dar, no es avaro, no se hipoteca con pensamientos de avidez, entrega su tiempo y su amistad, comparte sus bienes materiales y espirituales, coopera y está en apertura, libre de la obsesión por tener y del miedo a perder. Desde el desapego o desasimiento se beneficia y enriquece la relación humana y se previenen las desorbitadas desigualdades humanas.

Se trata de un remedio para frenar el anhelo compulsivo y el afán desmesurado y, por tanto, procura satisfacción, sosiego, tolerancia, apertura y comprensión de las necesidades ajenas. La persona demasiado ávida no tiene ojos para las necesidades de los otros, en tanto que la persona que no se aferra ni sufre de un afán excesivo de posesividad sabe reconocer las cuitas ajenas y ponerles remedio. Así como la avidez llega a ser una enfermedad y se torna una tendencia mórbida, generando insatisfacción incorregible, desazón, miedo e inseguridad, el desapego procura estabilidad mental y emocional, reporta un sentimiento de alegría y previene contra los exacerbados sentimientos de frustración o la desesperación cuando las expectativas no se cumplen o los objetivos no se consiguen. Así como la avidez encadena, produce adicción, dependencia y pobreza espiritual, el desprendimiento libera, favorece la fructífera interdependencia entre las criaturas y enriquece mental y espiritualmente.

En toda persona surge la pulsión de la avidez en cualquiera de sus disfraces (codicia, afán de posesividad, anhelo compulsivo, voracidad, etcétera), pero en unas predomina más que en otras. Es posible, en cualquier caso, no dejarse identificar y atrapar por este estado mental, disiparlo mediante el entendimiento correcto, el cultivo del desapego y la ecuanimidad, así como por medio de las disciplinas que ayudan a la transformación de la mente. La pulsión de la avidez puede desplegarse en el pensamiento o escenario de la mente y condicionar las palabras, actos y comportamientos. Así como la luz disipa la oscuridad, el vivir en el desprendimiento y la generosidad van logrando que desaparezca la avidez. La avidez es como una raíz venenosa que puede irse debilitando hasta eliminarse.

La persona puede ser muy sensitiva, intensa, vital, entusiasta y dichosa desde el desapego, libre así de muchos temores producidos por la avidez desmesurada. La persona desapegada no estará dominada por pensamientos de codicia, no manipulará ni explotará a los demás, no pondrá todas sus energías en la orientación de acumular o poseer, estará más libre de la tendencia a abusar de los demás o a servirse de palabras y acciones para explotarlos. Así como la avidez conduce a la desdicha propia y ajena, el desapego es siempre provechoso; pero no es fácil desechar la avidez y ejercitarse en el desapego. Hay que reflexionar sobre las desventajas de la avidez y las ventajas del desapego y la generosidad. Es conveniente suscitar, fomentar y desplegar estas ventajas e irnos librando de ese modo de los grilletes del aferramiento, el egoísmo compulsivo y la voracidad. El desapego desata, libera, ennoblece. De la simiente de la avidez nacen muchas tendencias posesivas y destructivas; de la del desapego, muchas creativas y constructivas. Podemos disecar la semilla de la avidez y cultivar sin tregua la del desapego. Evitemos poner los pensamientos al servicio de la avidez para ponerlos al de la generosidad. No nos permitamos que la mente albergue codicia. Una persona puede ir descodificando sus códigos de aferramiento y su compulsivo deseo egoísta. Una mente libre de avidez es un verdadero tesoro: sabe gozar sin asirse, disfrutar del cebo sin tragarse el anzuelo, poseer sin ser poseída, hallar contento en lo que tiene y no sentir insatisfacción por lo que no tiene.

La madurez interior, la lucidez y la ecuanimidad favorecen en grado sumo el desapego y la generosidad. La ejercitación mental, el entendimiento correcto y el equilibrio emocional también estimulan el desapego y la generosidad.

Una de las flores más hermosas que brotan de la planta del desapego es la generosidad, que debe serlo en pensamientos, palabras, obras y, por supuesto, en dar tiempo, alivio y consuelo a los que lo necesitan. Si algo requiere este doliente mundo es generosidad, después de millones de años de avaricia y exagerada codicia que han conducido a tantas desigualdades y conflictos. Buda declaraba: «La cizaña daña los campos como la avidez a la humanidad. Por tanto, cuando se produce sin avidez, los frutos son abundantes.»

La avidez roba el contento, obsesiona, pone en marcha energías muy perjudiciales y corrompe las relaciones humanas, pero su antídoto, el noble desapego, alienta la generosidad, la verdadera caridad, la compasión, y fomenta los verdaderos y consistentes lazos humanos. Como podemos leer en el *Dhammapada*: «De la avidez surge el sufrimiento; del aferramiento surge el miedo. Para aquél que está libre de aferramiento ni hay dolor ni mucho menos miedo.»

Hay que aprender a desprenderse también del propio ego y de las ideas y opiniones personales a las que tanto nos aferramos. La reflexión serena sobre la muerte, el desarrollo de la conciencia, la visión clara y el control de los pensamientos apegados nos van instalando en una firme actitud de desprendimiento y bondad. Como indican los sabios antiguos de la India, una mente enredada en la raíz del apego frustrará su evolución. Una mente desapegada, por el contrario, es como una flecha certera en busca de la diana. El verdadero amor florece con el desapego; la genuina amistad eclosiona en el desapego; la incondicional lealtad se forja en el desapego. De una persona muy ávida nunca podrá uno fiarse, porque una mente ávida ni está madura para escuchar la verdad ni mucho menos para practicarla. Por avidez se han quebrado los más profundos vínculos familiares y amistosos, se han producido desfalcos, crueldades sin límite e injusticias; desde el desapego se abre un horizonte luminoso de amor, compasión, benevolencia, generosidad y cooperación. Como declara Jnaneshvari: «La felicidad enraizada en el desapego conduce a experimentar la unión y tiene la cualidad de la bondad.»

Por lo demás, la persona desapegada estará más capacitada para no dejarse embotar por las tendencias de sus sentidos (desapego sensorial), ni confundir por las doctrinas o maraña de opiniones. Desde luego, también aprenderá a renunciar a lo que es perjudicial tanto para sí como para los demás, y a mantener una conducta más honesta. La genuina disciplina ética es mucho más fácil de observar para la persona desapegada que para la ávida, así como el correcto sustentamiento que previene el impropio, basado en explotar, robar, estafar, traficar con armas, hombres o estupefacientes, o enriquecerse injustamente. Una acción acertada, cabal y generosa, surge de la actitud de verdadero desapego. En la medida en que uno se va liberando de los grilletes del apego van desapareciendo muchos miedos y temores. Cuando en una ocasión le preguntaron al gran sabio hindú Ramana Maharshi a qué había que renunciar, repuso: «Sólo a dos cosas: la necedad de la mente y el afán de posesión.» Como hay muchos objetos de apego, cada persona debe examinarse para buscar cuáles son los suyos. Hay también un apego, a veces muy mórbido, al pasado y al futuro, que nos impide abrirnos al presente y disfrutarlo. Como señala el *Dhammapada*: «Aquellos que están infatuados con la codicia penetran en una corriente que los atrapa como la tela de la araña, que la ha tejido de sí misma.»

El que tiene menos apego se turba y se perturba menos, y el que no es dominado por la avidez goza de mayor paz, equilibrio, buenas relaciones con los demás y consigo mismo, seguridad y plenitud. Pero sólo mediante un concienzudo trabajo de transformación de la mente es posible desarraigar la tendencia subyacente a la codicia y aprender a disfrutar de una sensación agradable, sin el ansia de querer retenerla y poseerla, lo que a menudo se convierte en el preámbulo del sufrimiento: nada es perdurable, ni el placer ni el displacer. Cuando hay lucidez y, por tanto, entendimiento correcto, no se está tan condicionado por lo grato y lo ingrato y la persona aprende a relacionarse con esos dos lados de la existencia, sin aferrarse a lo grato y sin odiar lo ingrato. Ése es un gran logro; un logro sublime, que cambia el modo de vivir y de sentir la vida.

Desde el desasimiento, nunca cesa el movimiento de aprendizaje vital y de progreso hacia la conquista de la madurez interior. La vida se toma como desafío y, sobre todo, como maestra, convirtiéndose en oportunidad para perseverar en el desarrollo personal. Cuando hay continuo aferramiento, la mente no está libre para seguir aprendiendo y evolucionando, y se queda enquistada en su enrarecida atmósfera de apegos y temores. Nityananda, el gran sabio de Maharashtra, decía: «Cualquier pensamiento que surja en la mente es, en sí mismo, una prueba para ver cómo reaccionamos. De ahí que se deba permanecer atento y mantener una actitud de distanciamiento, considerándolo todo como una oportunidad para ganar experiencia, perfeccionarse y alcanzar un nivel más elevado.»

Hasta la persona más generosa puede, sin embargo, apegarse a los puntos de vista y creencias. No es un apego menor, en absoluto, sino que a veces trae nefastas consecuencias.

Hay una narración india muy significativa:

> Se trataba de un monarca con tendencias espirituales, pero que no se adhería a ningún credo religioso en particular. No queriendo morir sin dejar una gran escultura como evidencia de sus aspiraciones espirituales, llamó a un afamado escultor y le dijo:
> —Quiero que ejecutes una escultura con un gran sentido espiritual, pero que no represente a ninguna religión o credo en particular.

Durante meses el escultor trabajó pacientemente. Creó la escultura de un rostro de inefable hermosura. La pieza se situó en un santuario que se edificó para tal fin. El monarca, satisfecho, inauguró el santuario. En días sucesivos tuvo noticias de que en el santuario se originaban enormes disputas y que había habido no sólo gritos e insultos, sino incluso heridos graves.

—¿Por qué? —preguntó atónito el monarca. Y uno de sus ministros le explicó:

—Señor, llegan los cristianos y aseguran que la escultura representa a Jesús; llegan los musulmanes y dicen que es de Mahoma; llegan los hindúes y dicen que es de Krishna, en tanto que los sikhs aseveran que es de Guru Nanak, los jainas que es de Mahavir y los budistas que es de Buda. Después todos comienzan a reñir, gritarse, increparse y golpearse.

El monarca se sintió muy apesadumbrado y ordenó:

—Que destruyan ahora mismo la escultura. No son capaces esos ciegos de ver lo que hay más allá de ella.

Cuanto más desprendida es la persona, más proclive es a la generosidad como una sustancial actitud de vida. Esta generosidad se traducirá en pensamientos, palabras y actos. La persona generosa nunca es envidiosa y a diferencia del avaro (que no quiere compartir y lo ansía todo mezquinamente para sí, aunque ni siquiera pueda disfrutarlo), goza dando y comprobando que las otras criaturas son felices; la dicha de los otros es su dicha. Y la persona generosa no sólo da, sino que se da, y encuentra en ello un gran poder vital y un embargante deleite. La persona generosa nutre a los otros seres con su cariño, su entrega, sus medios, su apoyo, su consuelo y su aliento, y al hacerlo se nutre sobre todo a sí misma. En una sociedad como la nuestra, basada en la avaricia, la posesividad y el afán de acumular, guiada por la orientación hacia el tener y no hacia el ser, no es fácil hallar muchas personas generosas, pero por ello mismo los bondadosos brillan con luz propia y son, en palabras de Jesús, «la sal de la tierra».

A todos los seres humanos nos cuesta mucho desasirnos. El egoísmo se alía con la avaricia y nos cuesta mucho soltar, sin darnos cuenta de que el aferramiento se convierte en una cadena, engendra sufrimiento y mucho miedo y nos apesadumbra y limita.

Hay un bellísimo cuento indio que dice:

> En una ocasión, una corneja cogió con su pico un trozo de alimento abandonado y remontó el vuelo. Pero, de súbito, comprobó que un buen número de cornejas la seguían con el ánimo de robarle el trozo de carne. Realmente se sintió amenazada y temió incluso por su vida. ¿Qué hacer en tal situación? Soltó el trozo de carne y siguió remontando el vuelo. Entonces, desde la distancia, fundiéndose con la inmensidad del firmamento, pudo ver cómo las cornejas se lanzaban hacia el alimento, se lo disputaban, guerreaban entre ellas, se herían gravemente, y hallaban la muerte precipitándose al vacío. Mientras tanto, libre y feliz, la corneja partía hacia la libertad completa.

Poseer sin ser poseído, disfrutar sin aferramiento, gozar sin apego ni afán de acaparar, experimentar dicha sin adicción y saber mantener el equilibrio ante lo agradable y lo desagradable, es una ejercitación sublime para la persona que se afana en desplegar las zonas iluminadas de su mente.

La práctica de la generosidad y el desprendimiento coopera de gran manera en la laudable y consistente transformación interior. No consiste la verdadera generosidad sólo en dar o compartir los bienes materiales, sino también los afectivos, psíquicos y espirituales. La generosidad implica sentimiento, tiempo, cariño, compañía y consuelo. A veces lo más fácil es regalar objetos materiales, pero aun así podemos ser muy codiciosos con nuestro tiempo, nuestra intimidad, nuestros intereses vitales y circunstancias existenciales. La verdadera generosidad es entrega incondicional, saber compartir y departir, abrirse amorosamente y confiar. La generosidad no es dar para recibir, ni se funda en exigencias, reproches, echar en cara o manipular a través de la generosidad misma. Se insufla mediante la firme voluntad de ayudar, cooperar, atender las necesidades ajenas y hacerlo sin aferramiento, afán de posesión o actitudes utilitaristas. A quien más ayuda la generosidad es a quien la practica.

Poder dar y compartir es un privilegio y actualiza nuestras mejores energías e intenciones. La generosidad y el desprendimiento ayudan a debilitar el egoísmo y, por tanto, subyugar el ego exacerbado. La generosidad a veces exige renuncia; no neurótico o mórbido sacrificio, pero sí renuncia consciente. Renunciamos a algo para poder entregarlo, pero esa renuncia nos abre nuevos horizontes anímicos y espirituales y nos hace mucho más libres e independientes de las exigencias patológicas del egocentrismo. La generosidad nos hace menos posesivos, acaparadores, egoístas y soberbios. A través de la generosidad nuestros afectos se hacen más sanos, creativos, libres, cooperantes y veraces. La generosidad ha sido apreciada siempre por todos los sabios como un gran don. Nos enseñar a soltar y nos hace más amigables, distendidos, alegres e intrépidos. La avidez engendra miedo e inseguridad, pero la generosidad produce osadía y seguridad. Todos queremos, sin embargo, por nuestras tendencias innatas y por factores educativos y culturales, retener, asir, acumular, guardar, aprehender, pero en la senda hacia el desarrollo de todas las zonas iluminadas de la mente, la práctica del desasimiento, la generosidad, el desapego y la apertura amorosa son un pilar imprescindible.

Hay que realizar un asiduo entrenamiento, apoyado en el esfuerzo consciente, para estimular pensamientos y actitudes que se basen en la generosidad para ir consiguiendo la importante conquista de gozar de una personalidad desprendida y generosa.

3. Compasión

De las zonas iluminadas de la mente, ésta es la más esplendorosa. La compasión no es solo el antídoto del odio, sino el bálsamo para innumerables heridas y la solución para infinitos problemas. Es la emoción más pura y previene contra el resentimiento, el rencor, la irritabilidad, el mal humor, la humillación, la ira, el afán de venganza, la malevolencia, la intransigencia, la explotación y la crueldad. Representa indulgencia, benevolencia, simpatía, afecto, cordialidad, palabras amables y actos benéficos. La compasión es como la más hermosa orquídea que hay que cuidar con esmero. Es el sentimiento más noble, cooperante y enriquecedor.

De la inteligencia clara surge la compasión. La compasión nos induce a sembrar concordia y no discordia, estar más en el dar que en el recibir, en el considerar que en ser considerado. La compasión nos abre los ojos a las necesidades ajenas, nos identificamos con el dolor de los otros y tratamos de poner los medios hábiles para aliviarlo. La persona compasiva no difama ni descalifica, no menosprecia o veja a los otros, no les agrede ni con palabras ni con actos, ni siquiera con pensamientos. La compasión incita la comprensión y nos permite entender que todos los seres vivos anhelamos dicha y no queremos desdicha, con lo que tratamos de poner los medios para procurar bienestar y evitamos perjuicio o riesgo a los demás. De la compasión nace el pensamiento noble, las palabras confortadoras y los actos solidarios. Si algo hace falta en este planeta es compasión. El compasivo es clemente, perdona, tolera, lo cual no significa que no sea extraordinariamente firme.

El odio crea sufrimiento propio y ajeno, divide, suscita malevolencia o incluso crueldad, pero la compasión origina bienestar propio y ajeno y permite establecer lazos afectivos genuinos. La compasión nos libra del odio y de la malevolencia y se convierte en un elixir de equilibrio no sólo mental, sino también físico. Hay que ir abandonando el odio, que ata la mente, y propiciando la compasión, que libera la mente. Como reza el *Dhammapada*, «entre los que odian, vivamos sin odio». Así como el odio es un manantial de desdicha infinita, la compasión lo es de dicha. Pero la raíz del odio es muy profunda y por eso es necesario ir transformando la mente. El odio, como otros estados perniciosos, encuentra su origen en la ignorancia; la compasión, en la lucidez. Todo lo que nace del odio es perjudicial, como lo que brota de la compasión es beneficioso. Las acciones dictadas por el odio sólo añaden odio, las que están regidas por la compasión engendran compasión. Los sabios de la India siempre han sostenido que hay una ley eterna: el odio nunca cesará mediante el odio; es sólo por el amor que el odio puede cesar. El odio es una acción oscura que produce mayor oscuridad; la compasión es una acción iluminada que origina mayor luz. Todo trabajo por desechar el odio es sumamente encomiable y nos beneficia en primer lugar a nosotros mismos. En el odio sólo hay desventajas, pero ¿qué desventajas puede haber en la genuina compasión? Hay que esforzarse por abolir el odio en uno mismo e ir desplegando la compasión. El odio conduce a la malevolencia y la malevolencia a la violencia, pero la compasión se dirige hacia la benevolencia y la benevolencia a la paz. La ofuscación, la codicia y el odio se retroalimentan y han creado un mundo saturado de injusticias y desigualdades; la lucidez, la generosidad y la compasión cambiarían la faz de esa sociedad tan peligrosa que hemos creado. Algunos maestros aseguran que no hay espina tan venenosa como el odio ni flor tan hermosa como la compasión, porque su perfume esmalta las almas de ternura e indulgencia. Si comprendiéramos de corazón que todos los seres están sometidos al sufrimiento inherente a la vida y que tienen que soportar, como nosotros, la separación de seres queridos, la enfermedad, la vejez y la muerte, se abriría un canal de compasión en nosotros.

La compasión representa un profundo respeto a toda forma de vida. Toda forma de vida es sagrada. No dañes, porque no te gusta ser dañado; ayuda, porque te place ser ayudado. Los pensamientos de odio ensombrecen el ánimo, originan desdicha y enfermedades; los pensamientos amorosos restañan las viejas heridas y renuevan el aliento. Buda decía: «Esparce los pensamientos amorosos como si esparcieses hermosos pétalos de rosa en todas las direcciones.» Hay un ejercicio de meditación muy antiguo que consiste en irradiar pensamientos y sentimientos amorosos en todas las direcciones, comenzando por sentir afecto por uno mismo y sucesivamente por todas las criaturas vivas, incluso por las, en apariencia, más insignificantes. Es conveniente reflexionar y meditar sobre la benevolencia, la cordialidad, y el afecto incondicional (el que, como su nombre indica, no está sujeto a condiciones ni contaminaciones). Librarnos del odio es una de las empresas más esenciales e incluso intrépidas. Hay en la psicología antigua de la India entrenamientos específicos para abandonar el odio y desarrollar la compasión. Se requiere energía, esfuerzo consciente, comprensión clara, concentración y sabiduría, pero sobre todo un poco de inteligencia para darnos cuenta de que el odio nos hace sufrir y la compasión nos hace gozar. En un texto titulado *Itivuttaka* se nos dice: «El odio, por el cual enfurecidos van los seres a un destino nocivo, lo desechan aquellos con visión cabal porque comprenden plenamente ese odio y habiéndolo descartado, nunca vuelven a este mundo.»

Mediante la vigilancia a la mente, nos percataremos de cuándo hay odio y cuándo hay compasión; evitaremos los pensamientos malevolentes y suscitaremos, fomentaremos y desplegaremos los clementes. Es una lástima convertir la mente en un erial cuando puede ser un vergel. El odio es una tendencia subyacente tan perjudicial que puede crear una inmensa espiral de odio, pero una mente entrenada y en la senda de la transformación, no permite que la basura se adhiera a ella y trata de disiparla mediante el establecimiento de actitudes benevolentes que guíen una conducta de afecto. Una persona ejercitada no se dejará cegar ni arrastrar por el odio, que va cediendo en la medida en que se intensifica la compasión. Ciertamente hay personas más inclinadas al odio y otras a la compasión, y no se puede negar que hay personas aviesas que viven y vivirán siempre de espaldas a la benevolencia y la indulgencia. Gurdjieff diría que ellos son su propio castigo y ¿qué peor castigo puede haber?

La eliminación de la ofuscación, la avidez y el odio representa la iluminación. Por fortuna, hay métodos para formar equilibradamente la psiquis, reformar el lado oscuro de la mente y abandonar todas esas perjudiciales raíces insanas que causan tanta aflicción propia y ajena y frustran la vía hacia la madurez interior.

Si el odio desencadena cólera, la compasión, mansedumbre; si el primero es de necios, la segunda es de sabios. La compasión debe comenzar por ser despertada en la propia mente y muchas mentes compasivas harán un mundo compasivo. La compasión también previene contra la envida; y más aún: nos permite gozar con el gozo de los otros. ¿No es además esa la actitud más provechosa e inteligente? La persona compasiva es menos egocéntrica y por eso tiene ojos para ver las dificultades y necesidades ajenas; se apiada de los demás y coopera para aliviar o resolver esas dificultades. El odio no tiene ningún sentido, pero la compasión es el sentido mismo y le da un maravilloso significado y propósito a esta existencia, que sin amor, ella misma, como decía Nisargadatta, es un mal.

El odio es una traba colosal en la senda del desarrollo personal; o frena inevitablemente. Es, además, signo de inmadurez, perturbación psíquica y desequilibrio emocional. La persona que odia tiene una tendencia a servirse de la lengua como un estilete para herir a los demás, sea difamando o infamando, censurando o profiriendo mentiras venenosas. El compasivo usa la lengua con cautela, porque sabe que la palabra puede llegar a arruinar la vida de una persona. Sus palabras son veraces, delicadas, afectivas, alentadoras y capaces de sembrar amistad y concordia. El odio arraiga en el ego; la compasión se instala en el ser. Los que odian utilizan su ego como lanza emponzoñada y los que gozan de compasión como una preciosa energía al servicio de los otros. El compasivo aplica su atención a lo creativo, cooperante y constructivo, pero el que odia divide, crea hostilidad y fabrica malos sentimientos y peores conductas.

Se puede transformar la ira y el odio, o por lo menos refrenarlos o mitigarlos, actualizando las potencias que existen en el ser humano e inclinándole hacia el afecto, la benevolencia y la nobleza. La compasión va disipando todas las máscaras del odio: el desprecio hacia los demás, la vejación, el afán de venganza, la ira y el resentimiento. Siguiendo la senda de la transformación mental, los impulsos destructivos y hostiles se pueden transformar en constructivos y cooperantes. Se requiere disciplina, coraje, motivación y práctica. En la medida en que el verdadero afecto, más libre de ataduras y condiciones, se va desplegando, su refulgencia ilumina las zonas más oscuras de la mente. Cuando más expansivo y pleno es el amor, más poder tiene para librarnos de las ataduras de las raíces insanas y las tendencias innatas perjudiciales de la mente. Mediante la conciencia y la ecuanimidad vamos formando y reformando el helecho más hondo de la mente y modificando muchos de sus modelos nocivos.

Mi siempre recordado, y ya desaparecido amigo, el venerable Nyanaponika Thera escribía: «La compasión hace que tengamos presente con toda viveza en la mente el hecho del sufrimiento, incluso en las ocasiones en las que estamos personalmente libres de él; nos proporciona la enriquecedora experiencia del sufrimiento, fortaleciendo nuestra preparación para afrontarlo cuando nos toque. La compasión nos reconcilia con nuestro destino enseñándonos a través de la vida de los otros, mucho más dura que la nuestra. La compasión del sabio no le permite ser víctima del sufrimiento; sus pensamientos, palabras y actos están llenos de piedad. Su corazón no fluctúa, permanece inmutable, sereno y firme.»

Mediante el desarrollo de la compasión, aquello que es lo que deseas para ti (dicha, agrado, amabilidad) es lo que deseas para los demás, y aquello que no deseas para ti (peligro, malestar o desdicha) es lo que no deseas para otras criaturas.

La compasión es la hermana gemela del amor incondicional, aquél que no se fundamenta ni en poseer ni en ser poseído y que está regido por un sentimiento más altruista y libre de tantas exigencias. La compasión es, pues, una actitud expansiva; se exhala en todas las direcciones, sin preferencias personalistas, porque como aconsejaba Buda: «No arrojes a nadie de tu corazón.» La compasión nos ayuda a comprender y aceptar a los otros, a evitar conflictos y fricciones innecesarias, a relacionarnos de una forma interdependiente y no desde el dominio o la docilidad. El afecto desinteresado y más genuino nos hace generosos y desprendidos y nos previene contra el apego, la codicia, la imposición, el autoritarismo y la intransigencia. Nos cuidamos a nosotros mismos y cuidamos a los demás y, como reza la antigua instrucción: «Al protegerte a ti proteges a los otros y al proteger a los otros te proteges a ti.» Con la compasión anhelamos que las criaturas se vean libres de peligro y disfruten de bienestar; pero no es sólo un deseo; la compasión nos impulsa a tratar activamente de poner los medios para favorecer a nuestros semejantes.

La aversión es el extremo opuesto de la compasión y juega un papel muy destacado en la esfera anímica de la persona. Todo aquello que nos despierta el mínimo disgusto, nos provoca el sentimiento de la aversión, que puede ir desde una leve traza de antipatía a una cólera desatada o la ira cruel. Pero más poderosa que la aversión y la ira es la compasión, cuya fuerza nos proporciona equilibrio y nos protege contra cualquier manifestación de odio.

Mediante el cultivo de la compasión, aprenderemos también a ser más indulgentes y perdonar las ofensas que nos hagan o interpretemos que nos han hecho, tendremos más confianza en nosotros mismos y en los demás y superaremos muchas carencias emocionales. En el *Dhammapada* podemos leer: «Aquél que es amigo entre los hostiles, controlado entre los armados, desapegado entre los apegados, a ése llamo yo noble». Así como en el centro del tornado hay un espacio de quietud, tenemos que ir logrando mantener la actitud de compasión incluso entre la iracundia, la malevolencia y el odio. La compasión hace al amor más expansivo y nos ayuda a recordar que hay muchos seres que sufren y que debemos, en la medida de nuestras posibilidades, prestar alivio a su dolor. Hay una antigua instrucción que reza: «Estamos en el camino para ayudarnos; no hay otra cosa que el amor».

Una narración tan original como significativa es la de «Los tres cráneos».

> En una remota región, un peregrino se topó con tres cráneos y a su regreso hizo conocer la noticia al monarca del reino. El rey pidió que le llevaran los tres cráneos y se los entregó a su médico personal, que era un hombre de gran sabiduría y avanzada edad. Le dijo:
> —Quiero que investigues muy a fondo sobre estos cráneos y me hagas saber cuál de sus propietarios era la mejor persona.
> El médico sometió los tres cráneos a una rigurosa investigación. Después de unos días acudió a visitar al monarca y colocó los tres cráneos sobre una mesa, diciendo:
> —Señor, ya tengo la respuesta —y señaló uno de los cráneos, agregando—: Éste era el de la persona más bondadosa.

—Dame la razón —exigió el rey.

El médico explicó:

—Cogí un cráneo y pasé un alambre por un oído, y el alambre salió directamente por el otro. Se trataba de una persona a la que las cosas que oía le entraban por un oído y le salían por el otro. Estudié el segundo cráneo y pasé un alambre por su oído, y el mismo salió directamente por la boca. Se trataba de una persona indiscreta, que contaba sin pensárselo lo que había oído. Por último —prosiguió el médico—, introduje el alambre por un oído del tercer cráneo y el cable salió por debajo del cráneo en dirección al corazón. Esta persona ponía su corazón en lo que los otros le decían. Era la más bondadosa. Era, sin duda, una persona de corazón.

La compasión es un sentimiento muy profundo, transformador, que no se basa jamás en la mente fría y calculadora, aunque sí en la clara inteligencia, gracias a la cual seremos capaces de entender que la compasión es un don muy elevado y una energía sublime que bien podría restañar todas las heridas del mundo y hacer un planeta mas amoroso y equilibrado. Cuando una persona tiene clara comprensión de que a uno no le gusta sufrir y a los demás, por tanto, tampoco, comienza a evitar hacer daño a los otros, por un lado, y se afana, por otro, en ayudarlos. Gracias a la compasión controlamos nuestro ego, debilitamos las neuróticas defensas de la personalidad, aprendemos a ver las necesidades ajenas y a no discriminar ni apartar jamás a las otras criaturas. La compasión es una luz clara y radiante que emerge a través de pensamientos, palabras, actitudes y conductas. Aprendemos a ponernos en el lugar de los demás y a ser menos egoístas y egocéntricos. Pero la compasión no es sentimentalismo insustancial, ni pusilanimidad, ni aprensión, sino que se basa en la lucidez mental y la estabilidad de ánimo. A través de la compasión tratamos de resolver nuestras propias dificultades y las de los otros y ponemos medios para ser dichosos y hacer dichosos a los demás. La compasión nos hace pacíficos, sinceros, genuinos, solidarios y amorosos, porque en el ámbito de la compasión no puede haber lugar para el embuste, la manipulación, la explotación. La compasión nos ayuda a reducir nuestro patógeno sentimiento de autoimportancia, debilita nuestras actitudes de superioridad o soberbia, nos iguala a las otras criaturas y nos hace tolerarlas, respetarlas y quererlas. En la compasión hay mucho de amor y en el amor hay mucho de compasión. El amor es más puro en la medida en que es más abierto, libre e incondicional.

La compasión no sabe de ideologías, razas, distinciones o credos. Tiene un solo color: el del verdadero afecto. Una vida humana sin compasión es hueca, intrascendente. Una vida con compasión está llena de significado, propósito y sentido. Pero la compasión no es apego y, por tanto, no limita, no estanca, no debilita. La compasión y la ecuanimidad deben cooperar entre sí. Gracias a ella somos más espléndidos, cordiales y amistosos, y menos agresivos, desabridos u hostiles. La compasión nunca excluye, sino que incluye; no divide, sino que une y unifica; no rechaza, acepta y abre el alma. El compasivo sabe entender y perdonar las debilidades ajenas, porque entiende las propias; sabe aceptar, porque se acepta a sí mismo, sabe encontrar las palabras para dar aliento y sabe hallar los silencios cuajados de afecto real y que consuelan al que desfallece. El poder de la compasión es tal que incita a la persona a querer poner término al sufrimiento propio y al ajeno y a querer liberar a sus semejantes, y a sí mismo, de peligros, injusticias, amarguras o desvelos. De todas las sendas, es la compasión la más plena y enriquecedora. No puede haber sabiduría sin compasión y es verdaderamente sabio aquel que tiene una mente lúcida y un corazón compasivo.

4. *Humildad*

Aseguraban los padres del desierto que no había mayor ascesis que la humildad. Ciertamente, es un aprendizaje difícil, porque el que hace alarde de humildad ya no es humilde y la humildad callada y discreta no es fácil de conquistar. Es una bella y maravillosa cualidad, muy poco extendida en una sociedad que se orienta hacia la apariencia, lo superfluo, el envanecimiento y el «escaparatismo». La humildad está en el extremo opuesto del egocentrismo, la vanidad, la infatuación, la egolatría, la soberbia y el desmesurado orgullo. La humildad es una cualidad hermosa, que hace a la persona amable, sosegada, expansiva, abierta, sin necesidad de parapetarse o atrincherarse psicológicamente. La humildad es modestia, sencillez, bella simplicidad, y muestra a la persona sin afectación, apacible, libre de los bloqueos rígidos que produce la soberbia y el egocentrismo.

Hay pocos ejercicios tan nobles e importantes como el de ser humilde, pero de una manera genuina y sentida, no ficticia o artificial. Cooperan en la actitud y el sentimiento de la humildad el entendimiento correcto de que todos los seres formamos parte de una sinergia y merecemos tolerancia, respeto y compasión, y que ninguna persona pertenece a un rango o casta superior; también la comprensión clara de que todos estamos sometidos a las vicisitudes de la vida, incluyendo esa irreversible que llamamos muerte. Como dicen los antiguos maestros de Oriente, ante la muerte todo palidece y si uno fuera consciente de su finitud, no se dejaría llevar por el oscurecimiento del desmesurado egocentrismo que desencadena despotismo, vanidad, soberbia e infatuación. También favorece la humildad el desapego, la lucidez, la ecuanimidad, la visión equilibrada e imparcial, el sentido de las proporciones y la actitud equitativa, la compasión, la benevolencia, la actitud de imparcialidad y la comprensión clara de que nadie detenta el monopolio de la verdad. Así como la vanidad es mezquindad y resulta grotesca, la humildad es grandeza y nos brinda un rostro sereno y hermoso.

Es muy fácil ser arrogante y muy difícil ser humilde. Si tuviéramos la visión clara de hasta qué punto somos frágiles, no nos permitiríamos la fea máscara del egocentrismo desmedido. Una cosa es la consecución de un ego maduro y consistente, bien controlado, y otra la de un ego exacerbado que insufla el narcisismo y la presunción. La persona con un ego maduro es espontáneamente sencilla y modesta, porque nada tiene que demostrar ni tiene la compulsiva necesidad de reafirmarse ni de encerrarse en su cápsula de arrogancia. Pocas zonas hay en la mente tan luminosas como éstas, quizá, precisamente, porque en muchas personas está aletargada. Quien controla su ego y, por tanto, también domina su arrogancia, es más seguro, invulnerable y firme, está más liberado de los innumerables «trastornos» del ego. Pero el ego es especialmente ladino y tiende a exacerbarse, hasta tal punto que los antiguos yoguis declaraban: «Si quieres ver el rostro del diablo, mira tu propio ego.» Sin embargo, para los que saben ver y tienen entendimiento correcto, el ego es un burócrata al que hay que atar corto y, por lo demás, es provisional. Si todo es transitorio y todos los procesos están sometidos a la inestabilidad, ¿dónde podemos encontrar un ego equilibrado? Sin embargo, el ego, con su perversa habilidad y su juego de astuto ilusionista, siempre trata de embaucarnos para seguir engordando y ejerciendo su implacable voracidad.

La persona humilde es mucho más comprensiva, tolerante, cooperante, generosa, expansiva, relajada y amistosa que la persona egocéntrica, atrincherada en sus presunciones y en la neurótica defensa de su estructura egoísta. La persona humilde tiene una especial sensibilidad para descubrir y atender las necesidades ajenas, en tanto que el egocéntrico sólo se mira a sí mismo y llega a servirse de los demás para sus propios fines egoístas. La humildad es también el freno para el orgullo, el falso amor propio y todas las máscaras, en suma, del narcisismo. No hay pasión más grave que la experimentada por el propio ego, ni aventura más provechosa que la de convertir el ego en una función controlada. El que es humilde brilla por sí mismo y no necesita «aullar» para ser notado. Al no tener una mórbida fijación con su propio ego, puede seguir aprendiendo y continuar madurando. El narcisista está tan obsesionado consigo mismo, tan pendiente de sus cuitas y anhelos, que carece de ojos para contemplar realmente a las otras personas con sus necesidades intrínsecas.

La arrogancia se origina en la mente y en la mente surge la humildad. Se trata de una actitud, de un entendimiento y, luego, de una forma de ser y de mostrarse. Quien ha superado el egocentrismo está más próximo a la sabiduría. Se siente más confiado y seguro y no necesita desgastarse tratando de mantener la imagen, el yo idealizado y la máscara narcisista. Incluso su tono muscular es diferente: no se bloquea, no se agarrota, no se contrae. Fluye. Es espontáneo. No vive para las descripciones propias y ajenas. Así como el egocentrismo y sus aliados (soberbia, orgullo, arrogancia, presunción, infatuación y otros) son ignorancia, la humildad es sabiduría. Nadie puede ser humilde sólo porque quiera ser humilde, pero lo es de manera natural en cuanto comienza a gozar de un entendimiento correcto. La persona humilde es equilibrada y no se arroga cualidades de las que carece; ¡cuánto menos las finge! Tiene la que antaño en la India denominaban los sabios «visión igualadora», es decir, la que ve a todos los seres iguales y merecedores de consideración y respeto. Por ello, la persona humilde no aprovecha sus dones o sus cualidades para «pavonearse» ni abrumar o humillar a los otros. No necesita maquillar el rostro de su alma y entre los arrogantes que se envanecen es dichoso en su humildad. Al no tener un ego desmedido, no es tan vulnerable a las críticas de los demás, ni se deja contentar o abatir por el halago o el insulto, ni dominar por los melifluos oropeles. A menudo el bisutero se jacta de su mercancía, en tanto que el buen tallador de diamantes hace su trabajo sin alardear. Aquél que se orienta hacia el verdadero ser, no necesita estar jactándose de su personalidad. El humilde sabe que el reconocimiento de los otros viene y va y no se lo cree por ello. Morar en la humildad es signo inequívoco de salud mental, como instalarse en la arrogancia lo es de morbidez psicológica.

Uno de los peores signos de arrogancia es la convicción de que las propias ideas son las mejores o «verdaderas». También es uno de los más miserables apegos. La persona con el toque de la humildad sabe contemplar todos los puntos de vista y no es autoritaria, coercitiva ni impositiva. No necesita que le den la razón. Hay una historia muy singular:

> Eran dos ermitaños que vivían en la inmensa soledad del desierto. Uno le comenta al otro:
> —Nosotros jamás hemos discutido, pero la gente discute mucho.
> —¿Por qué?
> —Porque quieren imponer su razón sea como sea.
> —Pues vamos a jugar un poco nosotros a discutir, ¿te parece?
> Así lo acuerdan los ermitaños. Uno de ellos coge la escudilla y le dice al que no la tiene:
> —Tú tienes la escudilla.
> —No, yo no, la tienes tú.
> —No, la tienes tú —insiste el que la posee.
> —Sí, tienes razón, la tengo yo.

No cabe orgullo en el humilde aunque se lo proponga. Ha atravesado el cenagoso océano de la arrogancia. ¿Necesita una estrella proclamar su luz o vocearla por todo el firmamento?

El egocéntrico (centrado en el ego) se adora de tal modo (aunque en el fondo se desprecie y deba compensar de esa manera su verdadera falta de estima) que cuando su imagen se resiente (o él interpreta que se resiente) experimenta gran angustia, malestar e incluso terror. Si la imagen es una muselina insustancial, no queda lugar para la suspicacia, la susceptibilidad o el orgullo herido.

Cuando uno se hace más consciente y se va desplazando del yo psíquico y del yo social al propio yo existencial (o vivencial), el ego pierde parte de su poder y su burocracia comienza a ser subsanada y gobernada. Como decía Buda: «Elimina tu arrogancia como se arranca la lila en otoño.» El egocentrismo se retroalimenta con el apego y el apego y la avidez fortalecen las estructuras del ego. No es el ego el que puede protegernos de nada, sino el ser; y, desde luego, no es con el ego, ni desde el ego, como se puede lograr el amor incondicional que parte de esa bondad primordial que —como indico en mi relato iniciático *El faquir*— es lo único que distingue a una persona de otra.

No hay transformación interior sin humildad y sin paciencia; con la primera combatimos la infatuación que nos cierra el acceso hacia la libertad interior y con la segunda sabemos esperar sin desfallecer y sin abandonar nuestra práctica de superación.

La humildad previene contra el orgullo desmedido, la vanidad, el narcisismo y el falso amor propio. Es una armadura formidable para no dejarse tocar por los dardos del envanecimiento. Para invitar a la humildad y refrenar la vanidad, hay maestros hindúes que les relatan la siguiente historia a sus discípulos:

> Dos garzas y una tortuga se habían hecho muy amigas, porque las tres vivían a orillas de un lago donde diariamente podían saciar su sed. Pero ese año las lluvias no llegaron y se

produjo una implacable sequía. Paulatinamente, las aguas del lago iban decreciendo. Las garzas pensaron que era necesario tomar la determinación de emigrar a regiones más húmedas para poder sobrevivir. La tortuga se lamentó alarmada:

—Vosotras tenéis alas y podéis volar. Pero ¡pobre de mí! ¿Qué haré yo, torpe y pesada? Moriré sin remedio.

La tortuga comenzó a llorar y las garzas sintieron mucha compasión por su compañera. Toda la noche la pasaron pensando qué hacer y al final hallaron una solución. Consistía en que las dos garzas sostendrían un palo con su pico y la tortuga se agarraría al mismo para ser transportada hasta regiones húmedas en las que poder sobrevivir. Al amanecer, las dos garzas y la tortuga se fundían en el horizonte. Recorrieron una larga distancia y al pasar por algunos pueblos, los habitantes exclamaban sorprendidos:

—¡Qué tortuga tan inteligente! ¡Mirad con qué destreza se agarra con la boca a la vara!

La tortuga estaba encantada con aquellos comentarios; pero al cruzar un valle, los habitantes del mismo comenzaron a exclamar:

—¡Mirad, mirad qué garzas tan sabias! ¡Qué inteligentes y hábiles son llevando a la tortuga con una vara que sostienen con el pico! ¡Qué animales tan sabios y generosos! ¡Y qué bien vuelan! ¡Qué hermosos son!

La tortuga, que se había sentido tan lisonjeada anteriormente y se había henchido de vanidad, al comprobar que aquellas gentes sólo elogiaban a sus compañeras, no pudo por menos que decir:

—¡Estúpidos! ¡Qué sabréis vosotros!

Al hablar soltó el palo, se precipitó en el vacío y murió.

Los maestros hindúes, tras narrar esta historia, dicen: «La humildad es el néctar de la vida; el ego es el veneno que conduce a la muerte.»

5. *Sosiego*

El sosiego es un factor de iluminación importantísimo, porque de él nace no sólo una reconfortante y beneficiosa sensación de calma profunda y paz interior, sino también una visión más clara, imparcial y cabal. Los maestros de todas las épocas han insistido en la necesidad de cultivarse interiormente para hallar sosiego. En una ocasión varios discípulos, tras haber oído a su maestro exhortarles una y otra vez al sosiego, le preguntaron:

—Pero ¿por qué es tan importante la calma?
El maestro les dijo:
—Acercaos al tramo del río en el que la corriente fluye muy intensa y miraos el rostro en sus aguas. Decidme luego qué habéis visto.

Así lo hicieron los discípulos y cuando volvieron, le dijeron al mentor:

—Apenas se veían nuestros rostros; lo más que conseguíamos era contemplarlos sumamente deformados.

—Pues ahora —sugirió el preceptor— id a un tramo del río donde sus aguas se remansen y miraos la cara. Luego me contáis lo que habéis visto.

Tras haberlo hecho así, los discípulos regresaron junto al maestro y le dijeron:

—En las aguas remansadas del río hemos podido contemplar con toda fidelidad nuestras caras.

—¿Lo comprendéis? —dijo el maestro—. Cuando hay calma, hay visión justa y precisa.

Si no hay calma en la mente, tanto la cognición como la percepción y el entendimiento operan de forma incorrecta y falsean la información. Pero, además, sólo de la calma brota la sabiduría que nos hace más reflexivos y nos permite pensar con sosiego, hablar con sosiego y con sosiego proceder.

El sosiego es un estado de la mente que se transmite a las palabras, el cuerpo, el comportamiento y las relaciones con los demás.

Favorecen el sosiego:

- La visión cabal de los fenómenos de la existencia.
- La aceptación de lo inevitable.
- La evitación de inútiles enfados, preocupaciones, conflictos y fricciones.
- El autoconocimiento y el dominio de uno mismo.
- La superación de conflictos internos, contradicciones profundas y ambivalencias.
- La disipación de emociones nocivas como ira, odio, celos, envidia, rabia, vanidad y tantas otras.
- El cultivo metódico de un talante aplomado.
- La superación de expectativas irrealizables que tanta ansiedad generan; el desapego del pasado y del futuro; la confianza en los propios recursos anímicos.
- Las buenas relaciones con uno mismo y con los demás.
- La saludable capacidad de relativizar.
- El adiestramiento en las técnicas psicosomáticas del yoga y la relajación.
- La práctica asidua de la meditación.
- El cultivo de la ecuanimidad o firmeza de mente, para no dejarse uno arrastrar por reacciones de gusto y de disgusto, y poder mantener una mente más equilibrada.

En la medida en que la persona aprende a reorganizar su mente en una dimensión de mayor atención, estabilidad y equilibrio, comienza a experimentar la reconfortante sensación de la quietud. En esta tarea es de gran ayuda el control de los pensamientos neuróticos y de la imaginación perniciosa, pues a menudo los pensamientos incontrolados se tornan en el ladrón de la paz interior. La dispersión mental es con frecuencia un lastre en la senda hacia la paz interior. Esta agitación mental bien conocida por la mayoría de los seres humanos se debe a las impresiones del subconsciente en no pocas ocasiones, y de ahí la importancia de una práctica asidua para el dominio de la mente, con el aporte del discernimiento claro. En el texto conocido como *Yoga Vasishtha* podemos leer: «La agitación de la mente se llama ignorancia. Debes destruir por medio del discernimiento lo que simplemente son tendencias subconscientes y denominaciones verbales.» No olvidemos que la primera definición por escrito de yoga fue: «Yoga es el control de las ideas en la mente.» De ese modo la persona ya no se identifica con sus modificaciones mentales y se establece en su propia naturaleza de calma.

Hay, no obstante, otras causas de aflicción que el aspirante a la paz interior debe ir descubriendo y superando. También favorece el sosiego el cultivo del desapego y la independencia de los objetos del apego. Una persona ávida —como una persona tendente al odio— es difícil que disfrute de verdadera paz interior, pues la misma mente voraz es un obstáculo grave en la conquista de la calma mental. Mediante el desarrollo de la conciencia, que conduce a la sabiduría, vamos ganando paz interior, pues como reza el *Dhammapada*, «su mente es tranquila, tranquila es su palabra y tranquilos sus actos para quien está liberado a través del conocimiento perfecto, residiendo firme y en paz». Y ciertamente cada uno tiene que ganar por sí mismo la paz interior, pues no es algo que se nos dé regalado o que surja por azar. Tampoco la edad avanzada, ni mucho menos, es garantía de paz interior, pues la mayoría de «las personas envejecen como el buey, engordando en kilos, pero no en sabiduría» (Buda).

El aprendizaje en la «desidentificación» de los procesos mentales dolorosos o aflictivos también coopera en la consecución de la paz interior, pues la persona va aprendiendo a no dejarse atrapar ni arrebatar por los mudables estados nocivos de su mente. De igual modo, conectarse con el momento presente sin nostalgias y sin expectativas, abierto a la realidad momentánea, también es motivo de quietud mental y ánimo sosegado. Hay una historia que viene especialmente al caso.

Tres amigos salieron a hacer una excursión por el campo. A lo lejos, en la cima de una colina, divisaron a un hombre sentado y comenzaron a hacer conjeturas al respecto. Uno dijo:

—Ese hombre debe haberse extraviado.

Otro replicó:

—Seguro que espera a alguien.

El tercero aseveró:

—Se ha puesto enfermo.

Comenzaron a porfiar y finalmente decidieron llegarse hasta el desconocido y que les sacase de dudas. Uno le pregunto:

—¿Te has perdido?

El hombre repuso:

—No.

Otro indagó:

—¿Esperas a alguien?

—No.

—¿Estás enfermo? —inquirió el tercero.

—No.

—Entonces, ¿qué haces aquí? —le preguntaron al unísono.

Y el hombre, apaciblemente, repuso:
—Simplemente estoy.

Hay un gran secreto, un secreto sublime, en estar, en parar, en ser.

La autoaceptación consciente favorece la calma mental. No es resignación, sino la visión clara de uno mismo para desde ahí, y mediante el esfuerzo consciente y equilibrado, comenzar a poner los medios para el desarrollo de sí. De nada sirve negarse, o ser poco caritativo con uno mismo, creando innecesarias tensiones o neuróticas autoexigencias nunca satisfechas.

La quietud no puede hallarse fuera de nosotros y nadie nos la puede procurar. Es una vivencia muy íntima y privativa. Yace en nosotros mismos. A veces, confundidos por la mente nublada, nos empeñamos en hallar quietud buscando en el exterior; pero sólo dentro de nosotros, madurando y armonizándonos, encontraremos el tesoro de la calma mental. Ya está en todos nosotros esa simiente de sosiego que hay que desplegar, ese «punto de quietud» al que hay que acceder. No podemos obtener la quietud allí donde no reside. La estamos reclamando sin darnos cuenta de que no es en el exterior donde podremos saborearla, sino dentro de nosotros mismos. Hay una historia muy ilustrativa:

> Era un hombre que había oído hablar de la madera de sándalo, ya que es un tipo de madera preciosa y muy aromática. Nunca había tenido ocasión de verla y había brotado en él un fuerte anhelo por conocer tan apreciada madera. Tratando de satisfacer su deseo, decidió escribir a todos sus amigos y solicitarles un trozo de esta clase de madera. Pensó que alguno tendría la bondad de enviársela. Por ello comenzó a escribir cartas y cartas, a lo largo de muchos días, siempre con el mismo ruego: «Por favor, enviadme madera de sándalo.» Pero un día, de súbito, mientras estaba ante el papel, pensa-

tivo, mordisqueó el lápiz con el que tantas cartas escribiera y de repente olió la madera del lápiz y descubrió que era de sándalo.

La quietud está en el origen de nuestra mente y no hay que ir a buscarla a ninguna parte ni pedírsela a los otros. Cuando la mente aprende a desligarse de las preocupaciones y tensiones y es capaz de aquietarse en sí misma, obtiene la inefable experiencia del sosiego.

La misma palabra sosiego en su raíz latina quiere decir sentarse. Uno se sienta consigo mismo, en meditación, para asentarse en sí mismo, es decir para ubicarse en su propio centro. Sentarse para estar, sin apegos ni aborrecimientos, es muy lenitivo y purifica el inconsciente de tendencias innatas de avidez y odio. Sentarse unos minutos, desconectándose del antes o del después, con atención serena, es una práctica muy saludable de higiene psicológica que todos deberíamos practicar a diario durante unos minutos.

El sosiego aparece cuando nos vamos desbloqueando y aprendiendo a fluir con los acontecimientos, sin crear inútiles resistencias mentales, como el riachuelo que sabe encontrar el punto de menor resistencia para seguir fluyendo. No es fácil. Todos tenemos un ansia desmedida de controlar aun lo incontrolable y de querer empujar el río. Creamos inútiles resistencias y no pocas fricciones que podríamos sagazmente evitar. A menudo nos desgarramos y nos hacemos añicos por inadecuadas actitudes mentales. Así no puede eclosionar el sosiego; lo estamos saboteando salvajemente con estados mentales aflictivos y un entendimiento oscurecido. Saber fluir es, por un lado, respetar el curso de los acontecimientos, como al amanecer sigue el anochecer, y por otro lado estar atento en el momento mismo para observar sin juicios ni prejuicios y proseguir en el aprendizaje formidable de la vida. Cuando observamos con la mente nueva y no con la mente saturada de modelos y patrones, seguimos aprendiendo y caminamos hacia la sabiduría y el sosiego. Muchos tesoros se desprenden del arte de la contemplación. Hay una hermosa historia al respecto:

> Un mentor espiritual le dijo a su discípulo: «El gran secreto está en la observación» y le exhortó a que durante días el joven se sentase a la orilla del mar y observara, pero sin discursos mentales ni innecesarios análisis. Así lo hizo el discípulo a lo largo de varios días. Observó el sol reflejándose sobre las aguas del océano, unas veces tranquilas y otras veces encrespadas; observó las leves ondulaciones de las aguas cuando la mar estaba en calma y las olas gigantescas cuando llegaba la tempestad; observó y observó, atento y ecuánime, meditativo y alerta. Y así, paulatinamente, se fue desarrollando en su mente la comprensión y el verdadero sosiego. Cuando regresó junto al maestro y éste le preguntó si había comprendido a través de la observación, el discípulo repuso:
>
> —Así ha sido. Unos días de observación me han hecho comprender. El sol es nuestro ser interior, siempre brillante, luminoso, inalterado. Las aguas no le mojan y las olas no le alcanzan; es ajeno a la calma y la tempestad aparente, porque siempre permanece, imperturbable, en sí mismo.

Obsesionados por lo mezquino, apegados a naderías, maniatados por los grilletes del ego, atendiendo a lo improcedente y descuidando lo esencial, extraviados en preocupaciones triviales y víctimas de aversiones innumerables, nosotros mismos nos saboteamos la paz interior. Extenuados por nuestras apetencias y aborrecimientos, enturbiados por una maraña de opiniones inútiles, obsesionados por la ganancia y la pérdida o el elogio y el insulto, enganchados a unas experiencias de pasado que ensombrecen el presente y condicionan el futuro, recreando estados mentales aflictivos y emociones insanas, dirigidos por toda suerte de temores y paranoias, empantanándonos en relaciones cuajadas de desdicha y fricción, embebidos de nuestro egoísmo y vanidad, nos movemos de espaldas a la luminosa paz interior, a diferencia de los que siguen los consejos del *Dhammapada*: «Vivimos felices sin ansia entre aquellos que ansían; entre aquellos que ansían, vivamos sin ansiar.»

Una vida sin sosiego puede convertirse en una verdadera calamidad. El desasosiego sigue a muchas personas como la sombra al cuerpo. Una vida con sosiego puede convertirse en una bendición, porque aquél que se ha liberado de la atadura mental de la agitación está en mejores condiciones para disfrutar de la vida, de sí mismo y de las demás criaturas. El sosiego tiene su propia energía y resulta contagiosa. Se hace tanto más estable cuanto más se afinca en la comprensión profunda y la ecuanimidad.

Cuando el sosiego se gana, se puede mantener en cualquier circunstancia y la persona arraiga en este estado, incluso en medio de las vicisitudes de la vida cotidiana, y es un liberado, es, según las palabras del *Varaha-Upanishad*, «aquél que a pesar de estar sumergido en la red de lo mundano permanece imperturbable y mora únicamente en el yo real en medio de, en apariencia, otras cosas».

Como en última instancia todo se experimenta y vive en el escenario de la mente, dependiendo de la mente estaremos más inquietos o más sosegados. El desasosiego puede venir por dificultades y contrariedades procedentes del mundo exterior o por nuestras propias carencias internas, contradicciones, conflictos y enfoques equivocados, pero de cualquier modo quien se inquieta y vive la inquietud es la mente, sean los factores que la provocan internos o externos. Si una mente está más madura y sosegada, podrá mantener la quietud incluso cuando en el exterior hay inquietud y dificultades, y estará más libre de la ansiedad y la intranquilidad. La calma se va logrando en la medida en que la persona trabaja sobre sí misma y madura psíquicamente. Así como el desasosiego es un obstáculo (una zona oscura de la mente), la quietud es un estímulo y un aliado, además de una vivencia rica y reconfortante, de paz interior, que nos permite un disfrute mejor y más sereno. La ansiedad es un impedimento; la quietud es un factor de iluminación.

Hay que trabajar interiormente para, mediante la quietud, disipar o eliminar el desasosiego. El cultivo del sosiego será posible mediante la práctica del yoga físico y de la meditación, la relación con personas nobles y sosegadas, la lectura de textos inspiradores y tranquilizantes, la alimentación más pura, el desarrollo de un discernimiento más claro, la liberación de inútiles obsesiones, tensiones, enfados y preocupaciones, el entendimiento correcto de que todo es transitorio, incluso los estados de desasosiego, y de que hay que ir aprendiendo a dejar de identificarse con ellos.

Producen inquietud y ansiedad los pensamientos nocivos, los estados perjudiciales de la mente, las emociones venenosas, el apego y la aversión, los temores infundados, la frustración y tantos otros factores que hay que examinar para restarles importancia e impedir que nos inquieten. Fomentan el sosiego todas las emociones y estados mentales laudables, el amor y la compasión, el contento interior, el entendimiento correcto y la afectividad sana y no dependiente. Asimismo, hay que desplegar pensamientos positivos y correctos, y todos aquellos que reporten un sentimiento de calma, plenitud y paz. El gobierno de los pensamientos, la aceptación consciente de lo inevitable, la capacidad para adecuarse a lo incontrovertible y saber manejarse con las circunstancias, la resolución de conflictos internos y externos, la superación de autoengaños y contradicciones, la orientación anímica correcta y la lucidez son factores que desencadenan calma mental y sosiego espiritual.

Del mismo modo que cuando los nubarrones se disipan aparece el sol en todo su esplendor, cuando los nubarrones de la mente son eliminados el sosiego se manifiesta como un tesoro interior que nunca hemos dejado de tener. Es importante examinar la mente para descubrir y superar sus estados perniciosos, aquellos que son crueles ladrones que nos roban la paz interior. Paulatinamente uno irá percatándose de aquello que le sustrae la experiencia de la paz interior y estará más capacitado para neutralizarlo e impedir que nada le saque de su centro de equilibrio y calma. Determinadas técnicas de meditación nos enseñan a instalarnos en ese centro de conciencia atenta y sosegada que contribuyen a mantenernos a buen recaudo de los pensamientos y estados mentales de agitación.

La mente, que es tan conflictiva, asesina el sosiego. El conflicto que genera la mente es división y desgarramiento, y por tanto, desasosiego. Pero la mente puede reeducarse para que se eleve por encima del conflicto y quede establecida en la quietud. Cuando unos discípulos le preguntaron al maestro cómo escapar al invierno y al verano, el maestro repuso: «Cuando llega el invierno tiemblas y cuando llega el verano transpiras, ¿dónde está el problema?» La mente, al crear oposición sistemática, rechazo y conflicto, provoca mucho malestar e incluso tormento; pero si no se deja atrapar por la atadura del conflicto y sabe utilizar la visión clara y el pensamiento correcto, podrá comenzar a disfrutar de su propio caudal de calma profunda. Y en la medida en que uno va teniendo destellos de sosiego, comprende y experimenta que hay un gran poder liberador en el mismo y que no hay que perder ocasión para darse un baño de calma profunda y renovar la psiquis y el ánimo.

Como el sosiego está en nosotros, no se puede ir a buscar ni a «comprar» a ninguna parte. Hay que recuperarlo. Para ello es necesario superar todos los factores internos que nos roban la calma de la mente y la paz interior. Todos buscamos el bienestar, pero no puede haberlo sin paz interior y calma mental. Cuando visité en Bombay al mentor Ramesh Walkeswar le hice un buen número de preguntas y estuvimos indagando sobre la paz interior. Ramesh insistió en que son muchas las personas que buscan la paz interior y que hay que ir averiguando que es aquello que nos la sustrae, puesto que la paz siempre está dentro de nosotros. También insistió en que muchas veces los recuerdos, que ensombrecen el ánimo, nos roban esa paz interior. Recuerdos de lo que alguien nos hizo o de lo que nosotros hicimos o dejamos de hacer, que hacen que nos sintamos culpables y que tanto turban el ánimo. En comunicación personal, Guruji Viswanath me dijo, a propósito de este asunto: «La serenidad no es algo que se logre. Está ya ahí en el recién nacido y a lo largo de todo el proceso de vida. Está en todas partes. Somos nosotros mismos quienes la zarandeamos y agitamos, quienes nos hacemos violentos y actuamos en este mundo creyendo que la hemos perdido. Pero si nos despojamos de esa violencia, de ese bullicio mental, entonces la serenidad existe. Cuando te hablo creo sonidos; cuando dejo de hablar, sólo queda el silencio. ¿Es esto un proceso? No, no hay proceso. Únicamente debo dejar de producir sonidos. Lo mismo ocurre en el caso de la serenidad.»

En todo ser humano hay un espacio de quietud. Cuando el bullicio del pensamiento cesa, la quietud se manifiesta, como lo hace el sol cuando las nubes se descorren. El sol nunca se fue; siempre estuvo. El sosiego se manifiesta cuando van disipándose las macilentas nubes del apego, el odio, la ofuscación, las memorias negativas, la imaginación neurótica, las emociones insanas y los estados mentales perniciosos.

6. *Contento*

El contento es un sentimiento de satisfacción, alegría, alborozo o dicha. Es una sensación vital y revitalizadora, que integra, anima, conforta y, además, resulta contagiosa. Una persona alegre fomenta alegría, crea una atmósfera amable y transfunde aliento a los que se relacionan con ella. Pero existen dos clases de contento o alegría. Una clase es la que se deriva de las situaciones favorables, los acontecimientos agradables y las sensaciones plácidas o placenteras. Es, en este sentido, un contento reactivo, pues se debe al sentimiento que nos origina un evento afortunado, una relación agradable, una buena noticia o una situación que nos favorece. Hay, pues, un estímulo exterior que, al ser de nuestro agrado o satisfacción, nos crea un sentimiento de alborozo; pero este tipo de contento está sometido a las situaciones externas, en cuanto es una reacción a las mismas y dado que en el exterior todo es inevitablemente contingente y se suceden la fortuna y el infortunio; es un sentimiento de contento fluctuante, que a veces da paso rápido a la insatisfacción o el desagrado en cuanto la situación favorable se torna desfavorable o incluso neutra. Esta emoción de alegría, pues, depende de las circunstancias externas y por ellas es promovida o eclipsada.

Pero hay otro tipo muy diferente de contento, con independencia de cómo resulten los acontecimientos en el exterior o de si somos más o menos afortunados en cuanto a situaciones externas. Es el contento, muy íntimo, que brota de lo más profundo de uno cuando nos encontramos integrados, bien establecidos en nuestro ser, libres de emociones negativas y sentimientos aflictivos. Se alimenta del sosiego y la satisfacción, es decir de estar sereno y completo en sí mismo. Este contento va surgiendo en la medida en que evolucionamos conscientemente, maduramos en emociones y superamos muchas carencias internas, logrando esclarecer el entendimiento y estando psicológicamente más integrados. Es un contento, pues, que no depende de las situaciones o circunstancias del exterior y que, por tanto, no es una reacción a las mismas, sino que encuentra sus raíces en nuestra propia vida anímica cuando nos hallamos más interiormente armonizados y vamos consiguiendo una mente más clara y tranquila.

Dada la riqueza del lenguaje, podríamos denominar al primer tipo de contento como goce y al segundo como gozo. El primero depende de circunstancias y sensaciones (tanto físicas como mentales), en tanto que el segundo sólo depende de en qué medida nos encontramos interiormente equilibrados o desarmonizados. Es esta segunda clase de contento la más estable y segura al no depender de la mutabilidad de los acontecimientos y circunstancias, y representa un sentimiento o vivencia de unidad, plenitud y satisfacción. No representa una alegría eufórica o exaltada, sino serena y muy reconfortante, que contagia contento a las otras personas y que impregna la atmósfera de quien la experimenta. Es una satisfacción que nace de la madurez interior y que se apoya en el entendimiento claro, la acción correcta, las buenas relaciones con uno mismo y con los demás, el sentido de quietud y unidad interiores, la valoración de lo que se tiene y la apreciación del bienestar interior, la aceptación de lo inevitable, la capacidad de adecuación y de saber fluir con los acontecimientos en lugar de engendrar continuo conflicto con los mismos, la capacidad para ver las cosas en su justa medida y resolver complicaciones en lugar de añadirlas, la superación de conflictos internos y tendencias neuróticas y la disponibilidad para no reaccionar negativa y desmesuradamente ante los acontecimientos.

Cuando la persona hace de su propio ser interior su centro y no se aferra o encadena tanto a lo otro (es decir, sabe vivir en la *mismidad* y no sólo en la *otredad*), comienza a experimentar ese contento interior que es independiente de causas externas, puesto que nace en la fuente de uno mismo. Es un contento muy cercano al sosiego, pues la calma profunda insufla esa alegría interna. Cuando uno se siente bien realmente en sí mismo y experimenta su propia armonía, depende menos de estímulos exteriores y sabe «digerir» mejor los contratiempos o adversidades. Este gozo o contento interior está más allá del común binomio alegría-tristeza. Cuando esta vivencia liberadora de contento se intensifica, muchos temores se desvanecen. El *Taittiriya-Upanishad* nos indica: «Aquél que conoce el gozo del Absoluto, hacia donde la mente y también las palabras retornan, aun sin alcanzarlo, no temerá nada»; pero aun sin llegar o aspirar a esas cumbres místicas, en la medida en que ya en la mente se van desencadenando los factores de iluminación de la energía, el sosiego y la claridad, comienza a brotar, más ininterrumpidamente, ese goce que es gozo, puesto que no deriva de lo meramente sensorial ni encuentra su origen en causas ajenas a uno mismo. Cuando la persona se halla bien interiormente, también está en mejor disponibilidad para disfrutar de lo externo y, sin embargo, no turbarse en demasía cuando se desvanece la causa del disfrute. Hay una historia especialmente significativa:

> Eran dos amigos que vivían en una localidad de la India. Cierto día pasó por allí una caravana de gitanos, en la que viajaba una hermosísima cantante. Los dos jóvenes se prendaron de la extraordinariamente bella gitana y ésta también se sintió atraída por ellos. La caravana siguió viaje, pero la mujer se quedó en la localidad. Los dos amigos y la atractiva mujer disfrutaron de una relación amorosa muy plena, pero un día la gitana quiso viajar a la ciudad para poder seguir

cantando. Por ello se despidió de los jóvenes. Unos días después, uno de los jóvenes, que se había quedado sumamente desconsolado y angustiado tras la partida de la amada, se encontró con su amigo y le comentó:

—Estoy realmente abatido. No me hago a la idea de haberla perdido. ¡Estoy tan desesperado! ¿Y tú? ¿Qué tal te encuentras?

El amigo repuso:

—¿Yo? Perfectamente. Estoy como estaba antes de que viniera esta mujer. Antes estaba bien y ahora estoy bien. Ella vino, nos amamos, y partió. Yo estoy ahora como antes de que ella llegara: perfectamente bien.

No puede haber real contento interior en tanto uno no se encuentre bien en sí mismo, integrado psíquicamente, con la mente clara y bien gobernada, el ánimo equilibrado y la capacidad correcta de adecuación que evita resistencias, apegos, aversiones, temores y fricciones. El contento es alegría, dicha, satisfacción, plenitud, armonía y bienestar. Había un sabio llamado Narada que dijo: «Para una persona satisfecha, dondequiera que esté, todo es siempre propicio, igual que una persona que lleve zapatos está a salvo de espinas y guijarros.»

El cultivo del desapego, la superación de la aversión, la visión equilibrada que nos enseña a relativizar, la aceptación consciente, la permeabilidad psíquica, poner el acento en lo constructivo y creativo, la práctica de los métodos de dominio mental, el conocimiento de uno mismo, las relaciones afectivas sanas y enriquecedoras, la acción consciente y motivada, la fidelidad a las propias orientaciones vitales, las actitudes armónicas, la superación de autoengaños y el discernimiento claro producen un sentimiento interior de contento y satisfacción.

Cuando el contento esmalta nuestra alma, todo, hasta lo más simple y sencillo, puede tornarse gozoso y motivo de satisfacción. Una mente libre de agitación, está en mejor disponibilidad para experimentar el contento que nace dentro de uno y no depende de causas externas. Una mente agitada, por el contrario, es fuente de insatisfacción, descontento y aflicción. En un texto yóguico antiguo y muy notable, se dice: «El demonio de la mente, una vez despierto, provoca sufrimiento. Para experimentar el infinito gozo, es preciso aquietarlo con energía.»

El contento tiene un gran valor para uno mismo y para los demás. Al estar contentos, obsequiamos a los otros con nuestra contagiosa y confortadora energía de alegría. El contento interior es un don que vamos recuperando en la medida en que superamos autoengaños, procedemos más correctamente, desarrollamos el afecto incondicional y una actitud cooperante, resolvemos conflictos y contradicciones anímicos, potenciamos nuestras energías espirituales aletargadas y vamos logrando la propia realización y previniéndonos contra la alineación de nosotros mismos. Tanto más realizada está una persona, tanta más alegría interior experimenta, tanto más alienado de sí se encuentra un ser humano, más amargura e insatisfacción acumula.

Es bien conocida esa historia india que nos pone al corriente de un maestro espiritual que siempre estaba tan alegre que sus propios discípulos, extrañados, le preguntaron un día:

—Pero ¿cómo logras estar siempre tan contento? Descúbrenos tu secreto.

—No es muy misterioso, amigos —dijo sonriendo el mentor—. Cuando me despierto cada mañana me pregunto a mí mismo: a ver, ¿qué elijo hoy: alegría o tristeza? Y siempre elijo alegría.

7. Motivación

Cuando hace muchos años entrevisté a uno de los más grandes investigadores de las enseñanzas de Buda, el monje cingalés Walpola Rahula, le pregunté cuál era el sentido de la vida. Categóricamente respondió: «El que tú quieras procurarle.» Me había impartido una gran enseñanza en muy pocas palabras. Comprendí que al margen de si la vida tiene o no un sentido último, lo que es indudable es que cada uno le puede otorgar su propósito, su propio significado. Hay personas que convierten su vida en desorden, y otras en armonía; personas que hacen de su vida una suma de cosas nocivas, como diría Buda, y otras, un compendio de cosas beneficiosas; personas que hacen de su vida un erial y otras un vergel. Cuando uno se pregunta constantemente y a través de las muy limitadas herramientas de la lógica o del entendimiento ordinario por el sentido de la vida, corre el riesgo cierto de no vivir la vida y no procurarle ningún significado o propósito.

Hay cuatro prioridades que siempre deberíamos tener presentes en nuestra vida y que, demasiado a menudo, nos pasan desapercibidas porque ponemos la atención en lo insustancial y superfluo en lugar de en lo sustancial y esencial. Estas cuatro prioridades son:

- La paz interior.
- El equilibrio mental.
- El bienestar físico.
- La buena relación con las otras criaturas.

Sin paz interior, todo nos falta; sin equilibrio mental, sólo crearemos conflictos y no nos sentiremos bien en ninguna parte, y por ello es tan importante convertir la mente en una buena mente, en una mente amiga; sin bienestar físico, y puesto que el cuerpo es la base de nuestra pirámide psicosomática, no gozaremos de la vitalidad necesaria para desplegar nuestra existencia, y sin una buena relación con los otros seres, sembraremos nuestra vida de altercados, rencillas y fricciones. Estas cuatro prioridades vitales deberían representar en sí mismas una consistente motivación, que es el antídoto ideal contra la abulia. Todos somos potencialidades y seres en evolución.

Incluso potencialmente somos ya un Buda, un Jesús, un Lao-tse. Nuestra conciencia puede desarrollarse y evolucionar en alto grado y hay métodos para acelerar, precisamente, esa evolución. Todos podemos emprender la apasionante senda del autoconocimiento. En la medida en que uno se va conociendo, se va realizando y va desplazándose del yo social al yo real, de la periferia alienante al centro integrador. Ésa debería ser otra gran motivación vital: descubrirnos y aprender a ser.

No es nada fácil haber nacido humanos. ¿Nos damos cuenta real de cuántas condiciones singulares han tenido que darse para ello? Un antiguo símil así nos lo hace notar: supongamos que en los vastos océanos hay una tortuga que saca la cabeza para respirar una vez cada millón de años; en la superficie de los océanos hay una argolla. Pues más difícil que el que la tortuga al sacar la cabeza introdujese ésta en la argolla, es haber encontrado una forma humana.

Ya que se nos han entregado unos instrumentos: cuerpo, mente y energía o fuerza vital, utilicémoslos correctamente, cuidémoslos y aprovechémoslos para beneficio propio y para cooperar con los demás. ¿Somos conscientes de lo difícil que es también haber coincidido con otras personas a las que tanto queremos? Ese cariño debe motivarnos y estimularnos a desarrollar el amor incondicional, un afecto más desinteresado y un comportamiento más correcto. No convirtamos nuestros instrumentos vitales en despojos y no fracasemos en la relación con las otras criaturas, porque ello sería más que una lástima, sería una tragedia existencial.

La motivación es una fuerza muy poderosa y pone en marcha recursos anímicos que nos son insospechados y desconocidos. La motivación hace que una madre pueda pasar noches enteras sin desfallecer cuidando a su hijito enfermo; la motivación le hacía al trovador arrostrar todo tipo de peligros con tal de poder ver a su dama; la motivación hace que un científico pase años en su laboratorio investigando sin tregua o que un explorador atraviese todas las penalidades posibles para llevar a cabo su sentida exploración. La motivación es una energía fantástica, que nos moviliza en cualquier dirección, nos revitaliza, activa la voluntad y desencadena el esfuerzo necesario. Con motivación cualquier disciplina o entrenamiento puede satisfacerse, porque cuando hay motivación incluso el esfuerzo parece menor o se convierte en gratificante.

Es una sabia instrucción la que dice: «Depende de cómo están situadas las bisagras de una puerta para que ésta abra hacia adentro o hacia fuera.» Pues depende de la actitud de la mente para que lo mismo que nos fascina nos pase desapercibido, lo mismo que nos entusiasma nos aburra. El entusiasmo es otra energía formidable. No el entusiasmo desmesurado y neurótico que como surge se esfuma, sino un entusiasmo más comedido pero más perdurable, que nos hace gustar y degustar las empresas que llevamos a cabo, las acciones que ejecutamos, las relaciones de las que disfrutamos o incluso las pequeñas —que son las más grandes— y simples cosas de la vida. Todavía lo más importante, al menos de momento, es gratis: los rayos del sol, el color de las flores, el abrazo entrañable con un ser querido... Hay que recuperar ese sentido desnudo y pleno de gozar de las cosas sencillas de la existencia.

Al hacernos cada vez más sofisticados en nuestros gustos y anhelar compulsivamente nuevas sensaciones, perdemos de vista la hermosa simplicidad de la vida con sus pequeñas cosas grandes. Cuando el que era el hombre más poderoso de la tierra, Alejandro el Magno, visitó a Diógenes y le preguntó qué podía hacer por él, el sabio repuso: «De momento apártate un poco, porque me estás tapando los rayos del sol.» Alejandro tenía todo, pero su actitud era la de no disfrutar de nada ni con nada satisfacerse; Diógenes sólo tenía un barril... pero tenía todo, porque se tenía a sí mismo, sabía disfrutar del sosiego y de las cosas simples de la vida. Su barril era como un palacio, pero el palacio de Alejandro era un miserable barril. Innumerables veces he tenido ocasión de ver jugando a los niños de la India. Lo más que tienen es un improvisado juguete hecho por ellos mismos, como un aro o una peonza, cosas muy simples; pero ¡qué alborozo, qué contagiosa alegría hay en estos niños cuando juegan! Sus ojos brillan y sus rostros se iluminan. Disfrutan de lo lindo de su precario juguete. En ese juguete hallan entusiasmo y motivación y son capaces de vivir plenamente el yoga del juguete. He visto a los niños occidentales de familias pudientes. Juegan con ansiedad y sin disfrute y sienten mucha insatisfacción y no pueden centrarse en ningún juguete en concreto y sacarle el jugo... ¡porque tiene tantos que no hay tiempo para jugar con todos y ninguno tiene importancia ni puede adquirir todo su valor lúdico! No saben estos niños divertirse; los juguetes no les motivan lo suficiente; pierden la ocasión preciosa de alborozarse. Cada día hay más niños deprimidos en la llamada cultura del bienestar. Falta la motivación; se ha perdido el sentido del gozo de lo simple.

La abulia invita a la dejadez y es dejadez en sí misma; la motivación incita a la diligencia y estimula las facultades mentales y emocionales. La abulia deprime y la motivación entona. La abulia es un freno o traba en cualquier actividad o disciplina que se lleve a cabo, en tanto que la motivación es un motor que nos impulsa. Es necesario buscar factores que nos motiven e intereses vitales. Incluso el cerebro lo agradece y así no envejece prematuramente. Cuando no hay motivación y la persona se deja llevar por la abulia, el cerebro pierde vitalidad y la conciencia se embota.

La motivación previene contra la languidez psíquica y nos «sacude» para sacarnos del embotamiento, el letargo, la desgana. Nos suministra energías extras y nos moviliza en una dirección. Los objetos de la motivación son innumerables, pero la fuerza de la motivación es una. Si hay motivación el ánimo no decaerá o, por lo menos, en los momentos de desaliento, la motivación nos permitirá recuperarnos enseguida. Sin motivación somos más propensos al abatimiento. Pero la motivación tiene, en lo posible, que estar libre de apego, aferramiento, compulsión y codicia. Toda la energía conseguida y acumulada mediante la motivación, la podremos aplicar para tomar una u otra dirección. La disciplina más gratificante, sin motivación, resulta aburrida, y la más ardua, con motivación, se facilita.

Buda decía: «Si cuidas de ti, cuidas de los otros; si cuidas de los otros, cuidas de ti.» Es muy importante motivarnos en el cuidado propio y ajeno. El amor es una motivación insuperable; cooperar con los que nos necesitan, también debería serlo. Cada persona debe descubrir con qué motivarse y hallar intereses vitales que mantengan el ánimo presto. Hay que alimentar al alma como se alimenta el cuerpo. También el alma necesita sus vitaminas especiales y, sin duda, los intereses vitales; todo aquello que nos ayuda a integrarnos y evolucionar son nutrientes anímicos de primera importancia.

La vida es un maestro y representa un continuo aprendizaje. A las ya muchas dificultades externas a menudo añadimos nuestras dificultades internas. No sabemos vivir, pero como el ser humano es un ente de aprendizaje, incluso a vivir se puede aprender. Ésta es otra motivación importante. Abandonarse abúlicamente a la vida es convertirla en una grotesca caricatura. Cada momento cuenta en los innumerables momentos de la existencia. Cada situación tiene su peso específico y hay que saber dejar para poder tomar, y abrirse a cada instante con energía y plenitud. La mente vieja tiende a imponerse y es una mente desgastada, repetitiva y apática; hay que tener nuevos ojos para cada nuevo momento y estrenar la mente cada mañana. Se requiere mucha energía para vivir de instante en instante, pero entonces el momento procura una especial motivación.

En la senda del mejoramiento interior, la motivación es de una gran ayuda. Representa una aspiración intensa por obtener un estado más elevado de conciencia y una conducta más correcta. Cuanto más intenso es el anhelo de mejorar, más energías vendrán en nuestra ayuda al seguir la disciplina del trabajo interior. Esto no quiere decir que no haya momentos de desmayo o desencanto, pero si la motivación persiste, la energía no deja de aflorar en nuestra ayuda. La motivación hacía inquebrantables a Gandhi y Martin Luther King; la motivación daba enormes fuerzas a esa pequeña y enjuta mujer que era Teresa de Calcuta; la motivación guía a un peregrino de cuerpo frágil a recorrer cientos y cientos de kilómetros a pie y en penosas condiciones. A veces la abulia entra por la puerta de detrás, nos toma y debilita; por eso hay que estar prevenidos y no coquetear demasiado con la pereza. Hay que mantener el cuerpo en un buen estado físico mientras sea posible; hay que cuidar y ejercitar la mente, que nos es tan cercana y que a menudo desconocemos y no logramos gobernar; hay que valorar cada instante como supremo y que cada actividad florezca con nuestro interés y nuestra atención; hay que tender puentes de genuino afecto con nosotros mismos y con las otras criaturas; hay que sacarle el disfrute a las cosas sencillas, pero grandes, de la vida, y hay que poner todos los medios para iluminar las zonas oscuras de la mente y procurarle a la existencia el propósito y el sentido de abandonarla más evolucionados de como la encontramos.

8. *Paciencia*

Era un hombre..., y un hombre al parecer bastante impaciente, porque no se le ocurrió otra cosa que tirar de los brotes de soja que había plantado para ayudarles a crecer más deprisa. El resultado es que toda la huerta se secó. No supo respetar el curso de los acontecimientos y malogró la cosecha. Pero hay otra historia e incluso es divertida:

> En China, un joven mandarín iba a ser nombrado para llevar a cabo importantes actividades diplomáticas. Un poco azorado, se reunió con un buen amigo de la infancia y le pidió consejo:
> —Lo verdaderamente importante es que seas paciente.
> —Sí, seré paciente —repuso el mandarín.
> —Pero muy paciente, no lo olvides.
> —Sí, sí, seré paciente.
> —Pero no dejes de serlo —insistió el amigo.
> —Ya te digo que seré paciente.
> —Es esencial que lo seas.
> Y ya harto el mandarín, fuera de sí, gritó:
> —¡Basta ya de que me lo digas! Te digo que seré paciente.
> Esbozando una sonrisa, el amigo consejero dijo:
> —Ya, ya compruebo que eres muy paciente.

No es fácil cultivar la paciencia; se ha llegado a decir de ella que es la ascesis más elevada. Tan importante es, sin embargo, y es de tan largo alcance, que he escrito toda una obra sobre la paciencia (*El Libro de la Paciencia*). En una sociedad como la nuestra, neuróticamente urgente, ansiosa y estresada, pocas personas en realidad practican esta sabia cualidad que es la paciencia y que, permítaseme un juego de palabras, es la ciencia de la paz. El impaciente no experimenta certidumbre, sosiego, paz. Es abrasado por la ansiedad de su impaciencia, queriendo que las condiciones siempre se plieguen a sus deseos y todo acontezca aquí y ahora. Pero nadie puede empujar el río ni invertir el curso de las estaciones..., ni lograr que los brotes de soja crezcan tirando de ellos.

La impaciencia es compulsión; la paciencia es reflexión. La impaciencia es agitación; la paciencia es calma. La impaciencia no sabe esperar y si en algo es diestra la paciencia es en saber esperar. El impaciente se desespera, desgasta sus energías, se debilita; el paciente espera con talante ecuánime, no consume neciamente sus energías e incluso se fortalece. El impaciente se precipita y puede estropear y dañar; el paciente es mesurado y acomete la acción cuando puede o es conveniente. El impaciente se ofusca; el paciente esclarece su discernimiento. El impaciente se deja arrebatar por sus tendencias infantiles; el paciente se muestra maduro y utiliza el discernimiento claro. Todo tiene su momento: el paciente lo sabe, pero el impaciente lo ignora. Todo no puede ser cuando uno quiere y como uno quiere: el paciente lo entiende, pero el impaciente se oculta esta contundente realidad.

La paciencia no es sólo saber esperar, que lo es. También es saber esperar con ánimo sereno y mente imperturbada. Se requiere mucho autodominio, madurez emocional y entendimiento claro. Cuando algo nos apetece lo queremos ya; cuando algo nos desagrada anhelamos que desaparezca ya. Guiados por nuestra avidez y nuestra aversión, nos impacientamos por obtener lo que nos place y por desechar lo que nos desagrada. En la impaciencia hay tensión e ignorancia; en la paciencia hay relajación y sabiduría. Hay que ejercitarse asiduamente en la paciencia, cambiando nuestros puntos de vista y condicionamientos y sabiendo enfocarnos con mayor plenitud en el presente, porque el impaciente siempre está compulsivamente volcado hacia el futuro. Buda decía: «El pasado es un sueño; el futuro, un espejismo; el presente una nube que pasa.»

Pero esta nube que pasa es la que hay que captar, aquí y ahora, con mente receptiva y plena. Si siempre estamos anhelando lo que todavía no es, nunca estaremos en lo que es y no viviremos la vida como tal, sino las representaciones caóticas de nuestro escenario mental. Bruñirse en la paciencia representa todo un cambio de actitud. La práctica de la meditación es un verdadero banco de pruebas, porque nos impone estar quietos, aquí y ahora, sin ensoñaciones de futuro, libres de apegos y aversiones, sabiendo esperar en nosotros mismos. Para los más antiguos psicólogos de Oriente la paciencia es una cualidad libertaria de fundamental importancia. Hay que aprender a ser pacientes con los demás y con nosotros mismos; pacientes con la vida y sus circunstancias y vicisitudes; pacientes en la búsqueda interior y el mejoramiento interno.

Así como la impaciencia oscurece la visión, la paciencia la esclarece y la persona aprende a ver las cosas como son y no como compulsivamente quiere que sean. La impaciencia, además, es un truco del ego, que lo quiere todo cuando le place, sin respetar ninguna condición; la paciencia nos enseña a ser más emancipados y nos hace más calmos y reflexivos. Al no precipitarnos tanto (sea en juicios o acciones), no nos equivocamos tanto ni dañamos tanto a los demás o a nosotros mismos. El impaciente se comporta como si no hubiera tiempo, y su impaciencia puede llevarle a malograrlo todo; el paciente aprovecha el tiempo, lo respeta, y lo utiliza en su justa medida. El paciente es el que comprende que no todo puede ser necesariamente como él quiere, ni tienen por qué confabularse todas las condiciones para siempre favorecernos. La mente sigue su curso y la vida sigue su curso; no siempre son coincidentes ni mucho menos. El impaciente se altera; el paciente comprende y economiza por ello sus mejores energías. Como decía el yogui tibetano Milarepa, «apresurémonos lentamente». Se puede ser muy diligente y paciente. La paciencia no es autocomplacencia ni mucho menos desidia. Cuando hay que actuar, se actúa, pero cuando actuar no conduce a nada eficiente o beneficioso, lo mejor es saber parar y esperar. La impaciencia se puede tornar un correr hacia ninguna parte y muchas veces la impaciencia es un síntoma de profunda insatisfacción, ansiedad y neurosis; la paciencia nos hace caminar con el paso justo y preciso, según lo requieran realmente las circunstancias, y no impelidos sólo por nuestra urgencia interior. Como el paciente está más tranquilo y goza de una visión más lúcida y no se precipita, puede contemplar con mayor ecuanimidad los acontecimientos de la existencia y así comprobar que muchas veces lo que, en principio, parecía perjudicarnos, nos ayuda; y viceversa. Incluso si llegan las inevitables vicisitudes vitales que a todos nos alcanzan, el paciente sabe encajarlas, sin dejar que su ánimo se desespere inútilmente y sin añadir sufrimiento al sufrimiento, logra un estado de mente más claro y sosegado.

9. Templanza

Una de las raíces negativas más profundas en el ser humano es la ira. Es una tendencia innata que puede tomar caracteres e intensidades muy diversas. Es una de las zonas más oscuras de la mente, del mismo modo que la templanza o mansedumbre lo es de las más iluminadas. El desarrollo de la templanza o mansedumbre no es fácil, porque tampoco lo es ir desenraizando la tendencia de agresividad, encono, resentimiento, ira y malevolencia. La reacción mecánica y aprendida del ser humano ante todo aquello que no le place, le disgusta, le contraría, le es adverso, lo experimenta o interpreta como amenazante, es siempre la ira en un grado más o menos intenso, que a veces sólo es irritabilidad pero otras se convierte en furia, rabia o cólera destructiva.

No hay persona que no pueda experimentar en un momento dado algún tipo de ira o irritabilidad, pero unas ceden a ella y se identifican con la misma, incluso perdiendo el juicio, y otras, sin embargo, son capaces de no dejarse arrebatar por ella y de diluirla o dejarla pasar. Hay un cuento muy significativo:

Un hombre padecía accesos de incontenible cólera. Le aconsejaron que visitara a un sabio que vivía en la cima de una colina para ver qué podía recomendarle para superar la ira. El hombre colérico fue a visitar al sabio y le puso al corriente de lo que le sucedía. El sabio le dijo:

—Pero ahora no tienes ira. Quiero ver tu cólera para

saber así qué debo aconsejarte. Cuando sientas ira, ven a visitarme.

Unos días después, el hombre fue arrebatado por la ira. Acudió a visitar al sabio, pero ya se le había pasado la cólera, y el sabio le dijo:

—Necesito ver tu ira. Ven más rápido cuando te vuelva.

El hombre sintió irá al día siguiente y se apresuró a visitar al sabio, pero cuando llegó a la cima de la colina, la ira se había marchado. El sabio le dijo:

—Así no puede ser. Quiero ver tu ira. Cuando te vuelva a invadir, visítame enseguida.

Unos días después, en un acceso de ira, el hombre salió corriendo hacia la cima de la colina, pero por mucho que corrió, cuando llegó allí la ira había desaparecido. Entonces el sabio le dijo:

—¿Lo ves? La ira no eres tú. Va y viene, como una ola, pero pasa. Trata de que no llegue a arrebatarte. Mírala surgir y desaparecer, pero no te dejes llevar por ella.

Mediante la vigilancia consciente podemos aprender a desligarnos de cualquier estado pernicioso de la mente y, por supuesto, de la ira.

Una de las zonas iluminadas de la mente, que todos deberíamos actualizar en alto grado para conseguir vivir sin ira entre los airados, es la templanza o mansedumbre, que no es, ni mucho menos, debilidad, sino por el contrario la fuerza maravillosa que reside en la resistencia pasiva, el sosiego, el ánimo estable, el dominio de sí y la lucidez que nos hace entender que todo lo que se deriva del acceso de ira es nocivo para uno mismo y para los demás.

La templaza representa un estado anímico de sosiego, inalterabilidad, actitud mansa, firmeza desde el equilibrio y la visión clara, firme determinación sin cólera ni irritabilidad. La comprensión lúcida de los acontecimientos, el sano control de uno mismo, la capacidad para aceptar las cosas y saber adaptarse, la superación del ego excesivo, la ecuanimidad, la integración psicológica, la madurez emocional, el afecto y el interés por los otros, las respuestas anímicas correctas y no desmesuradas, la conquista del desapego que sitúa a la persona en un punto de equilibrio entre el apego y la aversión, la autovigilancia y la propia observación cooperan en el desarrollo de la templanza y la mansedumbre. La ira dispersa energías, altera, perturba e incluso enferma, en tanto que la templanza fortalece, nos llena de energía, nos hace consistentes y aún más firmes en nuestras razonables determinaciones. La ira distorsiona el entendimiento; la templanza lo limpia y equilibra. Pero como la fuerza de la aversión es notable en todas las personas y se alimenta del hábito y las conductas aprendidas, es necesario vigilarse bien para aprender a desligarse de las corrientes de ira y suscitar, fomentar y desarrollar el don de la templanza.

    La reflexión lúcida y consciente también es un factor muy importante para la superación de la ira y el cultivo de la templanza. La ira también surge por frustraciones que pueden asimilarse con el desarrollo de la conciencia y la madurez interior, mediante la comprensión de que la vida está salpicada de inevitables frustraciones y no todas las condiciones pueden reorganizarse de tal modo que siempre nos favorezcan o que podamos alcanzar todo lo que nos propongamos. Así como la ira nos hace ofuscados, crueles e incluso brutales, la templanza nos hace calmos, comprensivos y fuertes. Hay que empeñarse en el desarrollo de pensamientos mansos, palabras sosegadas y actitudes armónicas. Del mismo modo que la ira se ha aprendido, es posible desprenderse de ella para ejercitar la mansedumbre. No cabe duda de que cuanto más compasiva sea la persona, menos se dejará arrastrar por su ira, pues su propio sentimiento compasivo le prevendrá para no dañar a las otras criaturas ni a sí misma. Uno de los grandes aliados de la templanza es la ecuanimidad, porque la persona guiada por esta zona iluminada de la mente tiene más capacidad para ver los diferentes lados de cada situación y proceder con mayor equilibrio y cordura.

Cuando la persona va madurando emocionalmente y resultando psíquicamente más armónica, su corazón se llena de paz y no hay lugar para el feo e innoble sentimiento de la ira, que nos roba el juicio claro y desencadena la brutalidad en pensamiento, palabra o acción. El condicionamiento de la ira se va «desaprendiendo» y la persona se identifica con esas palabras de Gandhi, cuando declaraba que «la no-violencia es para el valiente y no para el cobarde».

10. *Benevolencia*

Como hay mucha oscuridad, desorden, desamor y desdicha en la malevolencia, hay mucha luz, orden, amor, beneficio y dicha en la benevolencia. La benevolencia induce al perdón, la clemencia, la actitud indulgente, la compasión, la capacidad para ponerse en el lugar de los otros y descubrir necesidades ajenas y atenderlas, el juicio equilibrado, la comprensión y la tolerancia. La benevolencia exhala afecto, sensibilidad, cordialidad y amistad. La persona benevolente está en mejor disposición para comprender y perdonar, evitar poner el énfasis en el lado negativo de los otros y apreciar su lado constructivo. La benevolencia estimula pensamientos lenitivos, palabras amables y afectivas, acciones nobles y cooperantes. La benevolencia representa buenos sentimientos y, por tanto, capacidad para ser tolerante, comprensivo, indulgente, clemente, sensible, cooperante y desinteresado. Es, obviamente, el gran antídoto contra uno de los más graves impedimentos en la senda de la madurez interior: la malevolencia, que se manifiesta en pensamientos, palabras y actos perversos y que induce a la maledicencia, la corrupción, la cólera, la insensibilidad, la malquerencia y las acciones perniciosas. Si la malevolencia nos tinta de malos sentimientos, la benevolencia, por el contrario, nos satura de buenos sentimientos, nos expande y humaniza.

Nadie puede negar que hay muchas personas malévolas y aviesas, pero en mayor medida las hay benevolentes o con el anhelo definido de convertirse en tales. Uno puede hacer su vida psíquica y propender hacia pensamientos nobles, palabras amables y actos constructivos. Por el don de la benevolencia, tendemos a comprender y ayudar a los otros, a prevenirles contra los peligros y protegerlos, a perdonarlos por sus ofensas y a ser clementes con sus fallos. En el camino hacia la liberación de la mente, la benevolencia tiene un valor supremo. No es difícil ser hábil o sagaz en una disciplina o materia, si uno se lo propone, ni brillar por la inteligencia o tener una personalidad sugerente y atractiva, pero es muy difícil ser realmente benévolo y que tal benevolencia se traduzca en pensamientos, palabras y obras. Tenemos que comenzar por cultivar los pensamientos benévolos y no dejarnos tomar y arrebatar por los malévolos. Hay que comenzar por hacer de la mente un jardín, donde abunden los primorosos pétalos de los pensamientos benevolentes. Los pensamientos benevolentes se irán convirtiendo en palabras benevolentes, es decir, guiadas por el afecto, la veracidad, la cordura, el auxilio a los otros, la amabilidad y el consuelo. También los actos serán regidos por la benevolencia y encontrarán así un curso cooperante y constructivo.

La benevolencia puede transformar el mundo, pero desde luego comienza por transformarnos a nosotros mismos y al entorno. Una persona benevolente se abstendrá de mentir, difamar, calumniar y sembrar discordia con la palabra; asimismo se abstendrá de ganarse la vida por medios delictivos, como el tráfico de drogas, alcohol o personas, robo o violencia. La benevolencia es una fuente de armonía y la persona benevolente actúa correctamente y evita actuaciones perjudiciales o dañinas. Una persona benevolente es generosa, evita herir a los otros, respeta a todas las criaturas y pone los medios para hacerlas dichosas y evitarles el mal. La benevolencia es uno de los hermosos rostros del amor y cuanto más benevolente sea la persona más capacitada estará para practicar el amor incondicional y desinteresado. La persona benevolente sabrá ponerse en la situación de los demás, aliviar el sufrimiento ajeno y alegrarse por el éxito de los otros. En el *Dhammapada* podemos leer: «El que no comete ningún mal con el cuerpo, la palabra o la mente, el que se controla en estos tres aspectos, a ése llamo yo noble.» El intenso anhelo de benevolencia, nos hará benevolentes. Debemos examinar nuestras tendencias destructivas, muchas de ellas muy profundas pues son latentes e innatas, y tratar de desmontarlas y modificarlas en tendencias constructivas.

La persona benevolente se inspira siempre en el ideal de no-violencia. La no-violencia, como declaraba Gandhi, es la religión más alta, la más elevada verdad. El benevolente pasa por la tierra evitando dañar, como la persona que con sumo cuidado acaricia el ala de una mariposa para no llevarse el polvillo en sus yemas. Buda aconsejaba: «Como palidecen y caen las flores del jazmín, arrojad fuera y totalmente la avidez y la malevolencia.» La benevolencia es una fuerza poderosa contra la enemistad, la hostilidad, el desamor, el recelo y la perversidad. Pero hay que esforzarse para refrenar los impulsos de hostilidad y recrear y desplegar los de cordialidad. Como señala el *Dhammapada*: «Un solo día de la vida de una persona virtuosa y meditativa vale más que los cien años de la vida de una persona inmoral y descontrolada.»

En la medida en que superemos el impedimento de un ego desmesurado y desarrollemos la justa visión de que todos formamos parte de una misma familia de criaturas sensibles, iremos estimulando nuestras energías más genuinas y prístinas de benevolencia y ganando terreno a nuestros impulsos hostiles o malevolentes.

Es mejor no relacionarse con malevolentes o hacerlo con precaución y vigilancia. Cuando sea imprescindible o insoslayable, hay que mantener la prestancia de ánimo, la actitud de sosiego y equilibrio y tratar de contrarrestar la fuerza de la malevolencia con la de la benevolencia. En este caso, y volviendo a citar a Gandhi, es bien útil el recurso de la resistencia pasiva. Hay un pasaje de Buda muy orientador. En una ocasión Buda y sus discípulos llegaron a una localidad y el maestro comenzó a ser insultado y amenazado. Los discípulos le rogaron a Buda que se marchase a otra localidad, pero Buda dijo: «¿Y si allí también nos insultan y amenazan? En verdad que abundan las gentes aviesas. Nos quedaremos aquí serenamente hasta que los ánimos se tranquilicen y luego nos iremos.» Aunque hay menos personas malévolas que benevolentes, parece que gracias a su malevolencia se organizan mejor y atropellan, someten y dañan a los inocentes. Pero si hay en una persona aunque sea un atisbo de buena voluntad, se puede trabajar sobre uno mismo para suscitar, fomentar y desarrollar los buenos sentimientos y la actitud de benevolencia. Entonces uno comienza a desear no sólo el propio bienestar, sino también el de las otras criaturas.

Cuando somos realmente conscientes de que los otros seres también sufren, queremos aliviar su sufrimiento y renunciamos a todo aquello que les añada dolor. Uno desea sentirse bien, pero si hay buena voluntad, también desea que los demás se sientan dichosos. Como dijo un sabio de la antigüedad: «Cuando soy dichoso por la dicha de los otros, soy doblemente dichoso.» El veneno de la malevolencia tiene que ser combatido mediante el amable antídoto de la benevolencia. Las acciones que nacen de la malevolencia son perjudiciales y poco provechosas; las que emergen de la benevolencia, son beneficiosas y muy provechosas. En una sociedad tan orientada hacia la acumulación, la competencia, el poder y la codicia, no es raro que surjan personas malevolentes y que sea más difícil orientarse uno mismo hacia el desprendimiento y el afecto incondicional, pero cada persona puede ir superando las trabas en la senda de la realización de sí e ir logrando que sus simientes de iluminación vayan floreciendo y alumbrando su mente, sus palabras y sus actos.

11. *Alegría compartida*

¡Qué torpe, necio, mezquino y poco caritativo consigo mismo y con los demás es el envidioso! ¡Qué estrecho de miras y estúpido ese que se atormenta y desespera por el bien ajeno y se apesadumbra por el éxito de los otros! Uno tal, en lugar de sentirse bien porque los otros bien se sienten, se entristece por el bienestar y logros de los demás y destila amargura y, en el peor de los casos, resentimiento y rabia. Pero hay un antídoto, descubierto ya hace milenios por las más antiguas psicologías del mundo: las de la India. Este antídoto se llama alegría compartida o alegría altruista. Es mucho más fácil, desde luego, de definir que de aplicar. Consiste en alegrarnos por el éxito, bienestar o gozo de nuestros semejantes.

Si todos los seres deseamos dicha y a ninguno nos gusta el sufrimiento, lo natural es alegrarse del bienestar de las otras criaturas. El que así lo hace, obtiene mucho más disfrute, porque se congratula por los propios éxitos y por los de los demás, y queda libre de la atormentadora ponzoña de la envidia, de la cual jamás puede desprenderse nada que no sea nocivo para uno mismo y para los otros. A la dicha propia añadimos la dicha ajena. Si todos practicásemos la alegría compartida, también nuestra dicha y bienestar serían siempre motivo de la alegría de los demás. Del mismo modo que cuando amamos a una persona, nos sentimos muy contentos cuando las cosas le van bien, así deberíamos sentirnos cuando a los otros las circunstancias les son favorables. Con la alegría compartida uno se siente pleno y satisfecho por la fortuna ajena. Es un sentimiento que nos complace y anima. Este aliado nos ayuda también a respetar a los demás, a concederles su justo valor sin juicios falaces ni prejuicios, a no desearles nunca nada negativo y a regocijarnos con los golpes de suerte que la vida los depare. Así como el envidioso se rebela y se resiente por la felicidad y la prosperidad de los otros, llega a detestarlos y se siente desgraciado y rabioso, la persona con alegría altruista está siempre libre de esa comezón de envidia que tanto corroe a los envidiosos y despierta en ellos los peores sentimientos. El envidioso siempre se está comparando con entendimiento distorsionado, siempre se cree con derecho a lo de los demás o encuentra causas para menospreciar los logros ajenos. Un pariente de la envidia es la avaricia, otro el menosprecio y el más peligroso la ira que esa envidia puede despertar en muchas personas y que, de haber ocasión para ello, se traduce en crueldad.

Por su parte, en cambio, la alegría compartida tiene magníficos y fieles parientes como la benevolencia, la generosidad, el desapego y el propio regocijo que se experimenta al dejar que la dicha de los otros sea un poderoso estímulo que despierta y acrecienta la propia. Hay un ejercicio muy antiguo de meditación que consiste en ir evocando a los seres más queridos primero, luego a los queridos, después a los que nos son indiferentes, a continuación incluso a los detestados, y sentir júbilo por aquello que a todos les reporta bienestar y dicha, irradiando así el sentimiento de alegría compartida en todas las direcciones y hacia todos los seres.

La persona establecida en la alegría compartida es mucho más equilibrada y justa en sus juicios y consideraciones sobre los demás. No los subestima, no los deprecia o menosprecia, no recurre al cinismo o a la hipocresía cuando tiene que felicitar a los afortunados, no tiene que mentir para expresar lo que no siente y no se lamenta de continuo o se reconcome cuando a los otros les visita la fortuna o el bienestar. Instalado en la actitud de alegría compartida, uno es más sincero, espontáneo y pleno. Como otras zonas iluminadas de la mente, destellará a tantos más, cuanto más superado esté el egocentrismo y, por tanto, la persona esté más abierta a los otros y sea capaz de identificarse con las necesidades ajenas.

Magistralmente, Nyanaponika Thera, que tanto investigó en la mente humana de acuerdo a la enseñanza de Buda, escribe:

> ¡Cuán pequeña es, en verdad, la porción de felicidad y alegría asignada a los seres! En cualquier momento en el que un poco de felicidad alcance a los seres, debes alegrarte de que al menos un rayo de dicha haya atravesado las tinieblas de su vida y haya dispersado la niebla gris y oscura que envuelve su corazón.
>
> Tú vida ganará en alegría al compartir la felicidad de todos como si fuera tuya. ¿No has observado nunca cómo cambian las facciones de las personas en los momentos de felicidad y brillan de alegría? ¿No has notado nunca cómo la alegría mueve a las personas hacia aspiraciones y actos más nobles, excediendo su capacidad normal? ¿No llena tu corazón de bonanza tal experiencia? Está en tu mano aumentar esa experiencia de alegría altruista llevando la felicidad a los otros, proporcionándoles alegría y solaz.
>
> Mostremos a los seres humanos la verdadera alegría porque muchos la ignoran y, aunque la vida está llena de aflicción, también posee manantiales de felicidad y júbilo desconocidos para la mayoría. Enseñemos a los hombres a buscar y encontrar la verdadera alegría dentro de ellos mismos y a alegrarse con la dicha ajena. Enseñémosles a elevar su gozo a las alturas más sublimes.

12. *Tolerancia*

Los celos no solamente se producen en personas que mantienen una relación sentimental, sino que también pueden surgir entre familiares y amigos. Los celos son el resultado de la inseguridad, las carencias emocionales y afectivas, la necesidad compulsiva de ser afirmado, el yo debilitado o escindido y el entendimiento incorrecto y oscurecido. Los celos dan por resultado las disputas, los reproches, la ira y la violencia. Los celos roban el juicio claro, empobrecen y pervierten toda relación y causan un enorme dolor en la persona celosa y en la celada. La persona celosa vive en el continuo temor, incluso tormento, de que la persona querida se interese por otra o comparta sus afectos o desvíe su atención hacia un tercero, y así los celos se tornan una zona oscura de la mente que puede traer fatales consecuencias y saturan la mente de la persona celosa de todo tipo de sospechas paranoicas, miedos infundados y desequilibrio anímico, recelos incontrolados y una rabia incontenible. Tal es ese universo oscuro, a veces siniestro, de las vivencias celosas, que pueden convertir a la persona celosa en una implacable justiciera y a la celada en una víctima.

El celoso, además, se mueve por indicios tan indefinidos como a veces absurdos y no ve lo que es, sino lo que teme que pueda ser. Contra este gravísimo impedimento o atadura mental que son los celos, los antídotos son la comprensión clara, la tolerancia y el respeto. Para la personalidad celosa no es fácil desprenderse del dragón de los celos, pero en la medida en que se madura emocionalmente, se superan carencias afectivas, se activan los potenciales anímicos y se esclarece el entendimiento, los celos pueden ir cediendo y finalmente disipándose. Se requiere un concienzudo trabajo sobre uno mismo y la activación de los antídotos de los celos, es decir, de esas zonas iluminadas de la mente que esclarecen la visión y provocan una certera comprensión.

La comprensión clara nos lleva al entendimiento vivencial de que:

- Ninguna persona nos pertenece y, por tanto, no es un mero «artículo» de nuestra propiedad.
- Toda persona tiene derecho a orientar su vida como lo crea oportuno con tal de no dañar a los demás, y nadie puede ser retenido contra su voluntad.
- Nadie puede inventar a otra persona ni escribir su «guión» vital y todos deberíamos aprender que en cualquier relación de afecto deben darse tres espacios primordiales y lenitivos: lo tuyo, lo mío y lo nuestro, y que como bien indica Khalil Gibran ningún árbol puede florecer a la sombra de otro árbol.
- El amor no es nunca imponible ni exigible, y hay que aprender a tomar y soltar.
- Toda persona se merece la mayor tolerancia y respeto, empezando por uno mismo.
- Hay que aprender a establecer lazos de sana y creativa interdependencia pero no de docilidad o dominio.

Del mismo modo que así como pensamos así somos, así como nos sentimos, así nos relacionamos. En el escenario de la relación afectiva de cualquier clase, toda persona vierte lo que reside dentro de sí misma. No se relaciona igual una persona inmadura que una madura, una persona inestable y con muchas carencias emocionales, que una estable y emocionalmente integrada, una persona susceptible y recelosa, que una segura y confiada. Pero, en cualquier caso, en toda relación humana debe imperar la tolerancia y el respeto, y la relación será tanto más fructífera y bella cuanto más se vaya liberando de contaminaciones tales como los celos, las suspicacias, los equívocos, las intransigencias y reproches, las expectativas y proyecciones. La tolerancia es esencial y junto con la aceptación consciente de la otra persona y el entendimiento correcto que engendra el respeto y la consideración, nos capacitará en cualquier momento o circunstancia para que el proceder sea más maduro y humanizado, sin caer en la tentación de ceder a la imaginación neurótica, la intransigencia y la descalificación.

No es uno solo, pues, el antídoto de los celos, sino varios, pero sí podemos asegurar que esa cualidad extraordinaria que es la tolerancia nos permite comprender y respetar las propensiones y temperamentos de las otras personas. Un ser humano nace libre y nadie tiene por qué tratar de someterlo, acapararlo o esclavizarlo. La tolerancia es permisiva, nos expande y nos enseña a comunicarnos equilibradamente con los demás; evita conflictos inútiles y disuelve apaciblemente las tensiones y conflictos. Es signo de fortaleza y no de debilidad, de inteligencia y no de torpeza, de seguridad en sí mismo y no de inseguridad. Toda relación, como señalo en mi obra *Terapia afectiva*, debe ser no sólo para la gratificación, sino también para la cooperación y para que podamos colaborar en el bienestar y el crecimiento interior de las personas queridas, y no para saturar la relación de exigencias, sospechas, reproches, chantajes emocionales y discusiones nacidas de la hostilidad y el rencor. Cuando una relación se basa en la ofuscación de la mente no puede florecer con belleza y para la comunión de las almas. Los celos surgen del amor posesivo y absorbente, que ya no es amor.

La tolerancia sobreviene cuando el amor es más auténtico, incondicional y desinteresado, y entonces se convierte en «almor» o amor del alma.

13. *Amor*

Cuando entrevisté a Swami Muktananda no mucho antes de que muriera y le pregunté por el amor, dijo: «El amor es amor.» Seguramente porque el amor es un sentimiento tan elevado y noble que las palabras no pueden definirlo y, como dijo un santo sufí, cuando el lápiz va a escribir la palabra amor, éste se quiebra. Hermano gemelo de la compasión y la benevolencia, es con éstas una de las zonas más luminosas de la mente humana. Como dijera Nisargadatta, el sabio hindú, «sin amor, incluso la vida es un mal». Pero aunque el amor más elevado es sólo eso, amor, hasta que se consigue ese tipo de amor profundo, desinteresado e incondicional, hay muchos tipos de amor, que difieren en lucidez, conciencia, intensidad, plenitud, altruismo y entrega. No basta con decir que el amor es una propensión o inclinación hacia lo que nos resulta amable, aunque también lo sea; no es suficiente con indicar que el amor es una afinidad o mera atracción o afición de aquello que nos gusta o nos place.

El amor es un sentimiento muy hondo, transformador y revelador, inspirador e iluminador, sobre todo cuando es menos egoísta y más incondicional y desinteresado, menos egocéntrico y más expansivo. Pero es también, y sobre todo, una actitud; y cuando se convierte en actitud que aflora de momento en momento, que forma parte de la mente y el corazón de la persona, el amor está ahí más allá del objeto del amor, como la rosa sigue exhalando su aroma aunque la coloquemos en un desierto y no haya nadie para recibir su fragancia. Todos a veces amamos, pero no todo está en esa continuada actitud del amor que no cesa, que está ahí haya alguien o no para recibirlo. Ésa es una actitud que en otras de mis obras (como en *Terapia afectiva*) he denominando «solar», pues se asemeja al sol que emite sus rayos, su luz y calor sin ocuparse ni preocuparse de si alguien quiere o no recibirlos.

La actitud amorosa no depende pues de un sujeto u objeto que despierte ese amor, porque es tan expansiva, tan solar, que en ningún momento deja de cursar. Pero es sólo el privilegio de unos pocos, pues la mayoría de las personas estamos en un sentimiento de amor más egocéntrico, y por tanto posesivo, apegado, acaparador, que a menudo se contamina con reacciones de exigencias, reproches, rencores, expectativas, frustraciones, desilusiones y extorsiones emocionales. Hay una distancia enorme entre el amor consciente y vivido a la luz de la sabiduría, y por tanto más libre de esas contaminaciones y mucho más desinteresado y expansivo, y el amor mecánico, absorbente y posesivo, que demasiado a menudo no ve en realidad a la persona que se dice amar, sino el placer de cualquier tipo que ella nos despierta.

El amor egocéntrico está demasiado sujeto a los grilletes de la posesividad, el amor propio, los celos, el afán de reciprocidad y las exigencias egoístas, y se basa, no pocas veces, en expectativas que al no ser satisfechas provocan una inevitable frustración y la subsiguiente decepción o incluso rencor. Ese amor egocéntrico no acepta como son a las personas que dice amar y proyecta sobre ellas una serie de ropajes que nacen de la distorsión de entendimiento del que las proyecta. Hay amores muy destructivos, porque no son verdadero amor y, en lugar de expandir, contraen y limitan. Hay amores absorbentes que ponen rejas a los otros en lugar de alas de libertad y amores intensos pero inestables, sometidos al flujo y reflujo de los propios caprichos o estados de ánimo inestables. Hay amores que inclinan a la dependencia mórbida, la abyección injustificable y la neurótica docilidad, como los hay que llevan al afán de dominio o a la simbiosis. Sólo el amor más maduro y sano respeta a las personas amadas, las acepta y tolera, talla vínculos afectivos saludables y crea relaciones de fecunda interdependencia.

Como explico en mi obra *Amor y sexualidad* no hay que confundir el amor con el enamoramiento, aunque por fortuna pueden conciliarse y orientarse ambos sentimientos conjunta y armónicamente. Cuando hay verdadero amor, éste prevalece, incluso si nos distanciamos para siempre de la persona o personas amadas; el enamoramiento sin amor es más finito, impotente e inestable, mucho más inseguro, porque cuando las sensaciones físicas se desgastan, se evaporará como una gota de rocío con los primeros rayos del sol. Por otro lado, el enamoramiento crea urgencia, dependencia y ansiedad, pero el amor origina plenitud. En el enamoramiento hay conflictos y contradicciones, pero en el amor hay certidumbre y unidad. El enamoramiento descontrolado puede producir mucha ceguera y tornarse destructivo; el amor siempre invita a la lucidez y es creativo. El enamoramiento es un sentimiento pasivo; el amor es una actitud pasiva y activa. El enamoramiento tiende a acaparar y el amor, a liberar. El enamorado pide, tiene necesidad, pero el que ama da y cubre las necesidades de los seres amados. El enamorado puede ser muy egoísta, ocupado y preocupado de sí mismo y de su placer, pero el que ama sabe darse y se entrega incondicionalmente, mas desde la libertad y la firmeza. El enamoramiento crea una energía de entusiasmo provisional, encanto y embelesamiento, pero el amor origina una energía poderosísima de cooperación e interrelación. A menudo el enamoramiento «inventa» a la persona objeto de amor, pero el amor acepta a la persona amada como es y no necesita de proyecciones, fantasías o expectativas. El enamoramiento se basa en una atracción o anhelo irreprimibles, pero el amor es un ánimo firme de querer compartir, aliviar las penas de los seres amados y procurarles dicha y bienestar. El enamoramiento crea éxtasis pasajeros, pero el amor origina un éxtasis permanente. El enamoramiento fluctúa, pero el amor permanece.

Hay muchos tipos de amores, pero sólo hay un tipo y una calidad-cualidad de amor. Es el gran antídoto del odio y el más poderoso aliado en la vida anímica. Paulatinamente hay que ir convirtiendo el amor egocéntrico y egoísta en un amor más expansivo y desinteresado. Es un proceso alquímico difícil. Sólo en la medida en que uno vaya conscientemente evolucionando y emocionalmente madurando, estará en mejor disponibilidad para ejercer un amor más incondicional y más libre de las tendencias tiránicas, posesivas, dependientes o simbióticas del amor más mecánico y condicionado.

Como reza el *Dhammapada*: «En este mundo, el odio nunca cesa a través del odio; sólo cesa a través del amor. Esta es una ley eterna.» Y el amor es afecto, cariño, simpatía y empatía, cordialidad y amabilidad. El amor es la verdadera sabiduría y el amor consciente es aquel que se rige por la sabiduría y alcanza tanto a la mente como al corazón, al entendimiento como a la emoción.

Por muy poderoso que sea el camino de la mente, nunca lo será lo suficiente si no se asocia al camino del corazón. Los antiguos sabios decían que del mismo modo que para remontar el vuelo un ave necesita dos alas, el ser humano necesita el «ala» del entendimiento y el «ala» de la emoción para remontar el vuelo de su vida y darle un certero significado. Buda declaraba: «Verdaderamente felices vivimos sin odio entre los que odian. Entre los que odian, vivimos sin odio.» Así como el odio divide, corrompe y corroe, crea afán de venganza y nace de la malevolencia, el amor une, purifica e integra, origina el anhelo de bienestar propio y ajeno y encuentra sus hermosas raíces en la benevolencia. El amor nos hace tolerantes, indulgentes, nos invita a perdonar y conciliar, nos llena de vigor anímico y energía, nos inspira y revela, nos hace pacientes y generosos, nos despierta y motiva. El trabajo interior, o trabajo sobre uno mismo para la evolución de la conciencia, permite que nos vayamos transformando para amar más incondicional, expansiva y desinteresadamente, superando los grilletes del aferramiento y la posesividad.

Hay un buen número de practicas de meditación tendentes a desarrollar el amor incondicional hacia todos los seres sensibles. Uno despierta afecto hacia sí mismo y hacia todas las criaturas de todos los mundos y en todas las direcciones; así se va irradiando un sentimiento amoroso universal. Buda exhortaba: «Expande tus pensamientos amorosos en todas las direcciones.» La persona que ama es más comprensiva, menos dada al resentimiento o al rencor, mucho más capacitada para practicar el don del perdón. Cuanto más incondicional y expansivo es el amor, se torna más incluyente y menos excluyente. En nuestro corazón palpitan los corazones de todas las criaturas y nace un respeto profundo por toda forma de vida.

El verdadero amor nunca es interesado y no se reduce a una mera reacción de atracción o repulsión. Pero todos tenemos muchas dificultades, en principio, para desarrollar el amor incondicional porque estamos demasiado dominados por nuestro ego, y egoísmo, para poder experimentarlo siquiera. Sin embargo, aspirar a ello ya es un paso muy importante en la senda hacia el amor consciente y desinteresado. Se requiere un entrenamiento o aprendizaje, una disciplina, pero podemos comenzar por amar mejor y más incondicionalmente a los seres más queridos, para luego ir extendiendo ese sentimiento hacia los menos apreciados.

Mi amigo, el venerable Nyanaponika, al que ya he hecho anterior referencia, escribía:

> Amor sin deseo de poseer, sabiendo perfectamente que en última instancia no hay posesión ni poseedor; éste es el amor más elevado.

Amor sin hablar ni pensar en términos de «yo», que es una mera ilusión.

Amor, sin selecciones ni exclusiones, sabiendo que el hacerlo significa crear los opuestos del amor: desagrado, aversión, odio.

Amor, abarcando a todos los seres, pequeños y grandes, lejanos y próximos, ya se hallen en la tierra, en el agua o en el aire.

Amor, abarcando imparcialmente a todos los seres sensibles y no tan sólo a aquellos que nos son útiles, agradables o amenos.

Amor que sostiene con mano suave, pero firme, a los seres enfermos, siempre inmutable en su simpatía, sin fluctuaciones, inalterable sea cual sea la respuesta que encuentre. El amor que es una bocanada de aire fresco para los que arden en el fuego del sufrimiento y la pasión; el amor que es calor vital para los que están abandonados al frío desierto de la soledad, para los que tiritan en un mundo gélido, sin amor, para aquellos cuyos corazones se han quedado vacíos y secos a fuerza de implorar ayuda, por la más profunda desesperación.

El amor que es la más sublime nobleza del corazón y de la inteligencia, el que sabe, comprende y está listo para ayudar. El amor que es fuerza, éste es el más alto amor.

Ese amor es la más alta religión y no sabe de razas, colores, credos o divisiones. Abraza a todo lo existente, con afecto y con respeto. Es el núcleo mismo de la virtud y convierte la pasión en compasión. Como reza el *Dhammapada*: «Aquél cuyas buenas acciones superan las perniciosas, ilumina este mundo como la luna emergiendo de las nubes.» Y es el amor incondicional el que hace la vida más sensitiva y noble, menos fea y aflictiva, más significativa y amable. Ése es un amor que no agobia, aligera; que no presiona, libera; pero sólo puede eclosionar en la medida en que libramos la mente de las tres raíces básicas de lo pernicioso: la ofuscación, la avidez y el odio. Cuando se ama de esa forma, nadie nos es ajeno; a nadie sentimos como un extraño. No es el amor que impone ni exige, ni que convierte la relación en un intercambio o «transacción», ni que se basa en expectativas o proyecciones. No es caricaturesco sentimentalismo; no es falsa compasión. Sabe tomar y sabe soltar; no se aferra, no trata de dominar o embaucar; no obsesiona la mente, sino que la sosiega. Es un afecto que comienza hacia uno mismo (pero que no es causa de egocentrismo ni de egoísmo) y se expande hacia todas las criaturas. No es un amor que se da a unos y se niega a otros o que se extravía en toda clase de personalistas predilecciones. Es el amor de la amistad pura. Cuando un discípulo le preguntó a Buda «¿no es cierto que las tres cuartas partes de la vida deben ser la amistad?», Buda repuso: «No las tres cuartas partes de la vida, sino las cuatro partes de la vida.» Es el amor que restaña heridas, reanima y conforta, enriquece al que lo emite y al que lo recibe. ¡Qué lejos estamos de ese amor incondicional y desinteresado, nosotros que ni siquiera amamos plenamente a los seres que más decimos querer!

Queremos felicidad para nosotros... pues querámosla para todos los seres. No nos gusta sufrir... pues no deseemos dolor ni lo infrinjamos a ninguna criatura. Tememos el peligro... pues evitemos el peligro para nosotros mismos y para los demás. Porque queremos que los demás se muestren indulgentes con nosotros, seamos indulgentes; porque anhelamos que los otros nos ayuden, ayudemos a los otros. Si para ti quieres la dicha, deséala para todos y alégrate con la dicha de los demás en lugar de envidiarla. Que el amor hacia los seres que tanto quieres se abra hacia las otras criaturas; que el corazón no permanezca sordo a las llamadas de los otros seres. Vicente Ferrer me dijo en cierta ocasión: «Lo único que le pido a Dios es tener un corazón de carne y sangre.» El amor puede superar todas las barreras, eliminar todo tipo de tensiones y rencores, poner fin a las injusticias y desigualdades... pero si algo necesita este mundo es amor incondicional, y no ese falso amor egocéntrico que sólo tiene ojos para atender las propias necesidades y caprichos.

Un día recibimos el amor de nuestra madre o de la persona benefactora que se hizo cargo de nosotros y nos cuidó. Estamos en deuda. Devolvamos ese amor. Y un día, en la vejez, alguien tendrá que ocuparse de nosotros, como ahora nosotros deberíamos ocuparnos de los que nos necesitan.

El amor es el gran escudo contra la ira, el odio, la malevolencia, el afán de venganza, la rabia y otros factores nocivos de la mente. Lo que se hace con verdadero afecto brilla por sí mismo, aunque sólo sea preparar una taza de té o una ensalada para otra persona. El amor a los animales y las plantas nos enaltece, y el amor al planeta nos conecta y vincula con lo mejor de él y nos permite custodiarlo y protegerlo. Si destellara un punto de amor en el corazón del torturador, dejaría de hacerlo en el instante, como el perseguidor dejaría de perseguir a su víctima y el verdugo de ajusticiar. Aunque sólo una vez el corazón sea tocado por el afecto incondicional, toda la vida psíquica de la persona se transformará, porque ése es el gran poder de la energía del amor desinteresado, que no se basa en el ego y que halla sus raíces alentadoras en el ser. El amor puede manifestarse muy pródigamente: en una palabra tierna, en un gesto alentador, en una mirada consoladora, en la profundidad de una caricia o en lo entrañable de un abrazo. Es una energía que se transfunde y genera su propia espiral de afecto y confianza. La compasión y la benevolencia pueden expresarse de las maneras más variadas y sutiles; pero hay personas aviesas y malevolentes que carecen del radar del amor y que son como esos gusanos estercoleros que huyen despavoridos de la flor y sólo hallan su razón de ser en el hediondo estiércol.

El amor nos hace agradecidos, sensitivos, cuidadosos. Hay una antigua instrucción mística en Oriente que exhorta: «Que pase el sabio por esta vida como si flotara, para no dañar ni siquiera una brizna de hierba.» El amor cuida y vela, evita el sufrimiento y pone medios para crear felicidad. No hay mayor conquista que la de ese amor incondicional. El que así ama comprende que al herir a otra criatura se hiere a sí mismo, y que al ayudar a otro ser, la verdadera ayuda se la está proporcionando a sí mismo. Hay una historia muy antigua:

> Era un hombre acaudalado que en determinadas festividades religiosas ayudaba a los pordioseros. En una de esas ocasiones, vio a un mendigo en pésimas condiciones. Ordenó que se le alimentase sobradamente, se le obsequiasen prendas de vestir y se le diera una considerable cantidad de dinero. El mendigo guardó un hermético silencio y el hombre acaudalado, acostumbrado a que le dieran las gracias, le reprochó: «¿Y no me lo agradeces?» Descaradamente, el mendigo replicó: «Agradécemelo tú a mí.» Estupefacto, el hombre acaudalado preguntó: «¿Por qué, insolente?» El mendigo repuso: «Porque te he dado la gran oportunidad de ayudar, y eso es un privilegio.»

Deberíamos, sí, sentirnos agradecidos cada vez que tenemos la oportunidad —y la capacidad— de ayudar y ser generosos.

El yogui Vivekananda declaraba: «El aliento de la vida es el amor universal. La vida no se vive con plenitud ni se realiza totalmente si no sirves y amas a toda la humanidad. Vive para servir a los demás. El poder divino fluirá a través de ti como una fuerza que da vida.»

Me encontré en dos ocasiones con la Madre Teresa. No importa si uno comparte o no sus creencias o sentimientos religiosos, pero ella decía algo muy acertado: «Tal vez lo que he hecho sólo sea como una gota de agua en el océano, pero sin esa gota de agua el océano no estaría completo.» Cada uno, según sus capacidades, puede aportar una gota de genuino afecto. Cada gota es única y tiene su peso específico, y su gloria y su alcance. Como decía Muktananda, repito, «el amor es amor».

14. *Diligencia*

No es por casualidad que todos los grandes maestros de la mente realizada insistan en la necesidad de la diligencia y señalen la pereza en todas sus formas como un impedimento en la búsqueda de la madurez y el equilibrio. Era Buda uno de los que más insistía en exhortar a sus discípulos a trabajar por su mejoramiento y les exhortaba a menudo, diciéndoles: «¡Esforzaos! No desmayéis, no desfallezcáis.» En el *Dhammapada* podemos leer: «Un solo día en la vida de una persona que se esfuerza con firme resolución vale más que cien años de la vida de una persona perezosa e indolente.»

La pereza nos roba vigor, energía, esfuerzo, actividad debidamente aplicada, tesón, vitalidad y ánimo. La pereza se torna desidia, indolencia, apatía, desfallecimiento, y tiende a volverse crónica y cada vez más difícil de superar. La pereza recreada una y otra vez da por resultado un carácter perezoso y una conducta indolente. La persona no tiene ganas de aplicar el menor esfuerzo y sus caudales energéticos se aletargan. La pereza puede terminar siendo un factor depresivo o una causa de abatimiento y depresión. Se presenta también como desgana y hay que oponerse a ella mediante el impulso bien canalizado y consciente, la energía debidamente aplicada y, en suma, el esfuerzo y la disciplina. Esta tarea no hay que imponérsela a uno mismo de manera coercitiva ni compulsiva, ni experimentarla como una penosa obligación, sino que debe nacer de la clara comprensión de que todo ejercicio (cultural, artístico, deportivo, psíquico o espiritual) requiere la aplicación de cierta dosis de esfuerzo, tenacidad y disciplina.

La diligencia impide que el ánimo se oxide, mantiene la prestancia y el aliento, invita a la persona a la acción adecuada y la respuesta activa necesaria, conforta y estimula, y se contagia positivamente a las personas que nos rodean, del mismo modo que también la pereza y la desidia son contagiosas. La diligencia desencadena también la firme determinación o la inquebrantable resolución, porque la diligencia moviliza nuestras energías internas y combate la indolencia. La firme determinación es necesaria para muchas empresas y tareas vitales, y desde luego para seguir la senda de la mente iluminada e ir esclareciendo las zonas oscuras del centro mental.

Los antiguos sabios de Oriente, y en especial los yoguis de la India, valoraban extraordinariamente la fuerza vital, puesto que es la energía o poder que rige todas nuestras funciones psicosomáticas y hace posible la voluntad o volición. De ahí que la energía deba ser cuidada, propiciada e intensificada, y no inútilmente dispersada o disipada. Pero hay que aprender, asimismo, a canalizarla sabiamente y aplicarla en la dirección que uno estime oportuna, pues la energía es como un caballo que hay que saber domar y montar. La energía fragmentada o descontrolada puede convertirse en angustia, ansiedad o compulsión. La energía a la luz de la conciencia puede conducirnos muy lejos en cualquier terreno en el que nos adentremos. Es hálito, ánimo, vigor, vida. Hay que aprender a encauzar con sabiduría esa corriente de poder.

La diligencia es una prestancia de ánimo que no hay que confundir, sin embargo, con la ansiedad, la agitación o la impaciencia. Hay personas muy indolentes y muy ansiosas, y otras muy calmas y diligentes. La persona diligente hace lo que tiene que hacer, pero con lucidez y medida, con mente resuelta y a la vez concentrada. La prontitud que imprime la diligencia no es la de la urgencia o inquietud, sino la de la ejecución pronta y conveniente. Los riesgos de la pereza son muchos, en tanto que muchos son los beneficios de la diligencia. Pero como otras actitudes constructivas, la diligencia también se trabaja y se ejercita, y diligencia llama a diligencia como pereza a pereza. La diligencia debe conllevar, para que sea lo más provechosa posible, la acción consciente y diestra; no se trata de ser diligente por ser diligente o de que la diligencia se torne precipitación y ausencia de cordura. La diligencia debe, en lo posible, ser acompañada por el objetivo definido, el propósito firme, el autocontrol y la lucidez. Entonces se torna extraordinariamente eficaz. La diligencia seguida de la acción consciente es un antídoto precioso y sumamente eficiente contra la depresión. Además, sobreviene con mayor espontaneidad cuando hay una motivación que la desencadena y recrea. Cuando algo nos despierta anhelo, la diligencia y su compañera la energía (que es como el suministro) se ponen en marcha.

Hay que cultivar la diligencia con respecto a la disciplina diaria para el mejoramiento humano. No hay tiempo que perder, la vida es demasiado breve para ello. Hay que tratar de superar la duda escéptica, la desgana, el desaliento y la indolencia. Hay que ir venciendo la pereza, que a todos puede alcanzarnos, por medio del esfuerzo consciente y bien aplicado. El esfuerzo es necesario para la práctica de cualquier técnica de autorrealización, la meditación, el establecimiento de la atención y la ecuanimidad en la vida diaria y, en suma, la transformación interior. El esfuerzo es imprescindible para ir modificando la mente y consiguiendo que las zonas oscuras sean iluminadas. No basta con el simple o difuso deseo. Al deseo tiene que seguir la diligencia y a la diligencia el esfuerzo bien aplicado. Este esfuerzo nos ayuda a observarnos, conocernos y transformarnos; este esfuerzo lo podemos aplicar a la erradicación de las raíces más negativas de la mente (ofuscación, avidez y odio) y al cultivo de las raíces más laudables (lucidez, generosidad y amor). Ningún cambio interior sobreviene gratuitamente. La mutación interna requiere de una disciplina perseverante. La gracia también se merece y se gana. El tesoro interior sólo puede ser hallado mediante un esfuerzo orientado a la realización personal.

Para encauzar las emociones se requiere energía; para cabalgar conscientemente sobre las pasiones, se necesita energía; para mejorar nuestras relaciones y conseguir una afectividad más sana, tendremos que recurrir a la energía. Hay un antiguo adagio que reza: «Esfuérzate para que el esfuerzo se esfuerce por ti.» Como decían los antiguos sabios de China: «Por lo intencionado se llega a lo inintencionado.» Un yogui hindú me dijo en una ocasión: «Sólo a través del esfuerzo se llega al esfuerzo sin esfuerzo.» La pereza es negligencia y la negligencia es falta de vitalidad, embotamiento y torpeza. Buda declaraba: «Los que están atentos están vivos; los negligentes es como si ya hubieran muertos.»

En este escenario de luces y sombras que es la vida, se necesita diligencia; en esta existencia humana que es un reto y un desafío, la energía es la fuerza interior que nos estimula y dirige. Para conseguir estar más vigilantes de la mente, palabras y actos, el esfuerzo tendrá que ser utilizado; para refrenar las actitudes negativas, la diligencia debe alertarnos y ayudarnos. En la senda hacia la iluminación de la mente, no hay tiempo que perder. La vejez, como indica el célebre texto tántrico *Kularnava-Tantra*, «es como una tigresa; la vida se escapa como el agua contenida en una vasija rota; las enfermedades atacan como enemigos. Por eso debemos cultivar ahora la más alta virtud». Seamos diligentes en la superación de las ataduras de la mente: encadenamiento sensual, malevolencia, pereza, desasosiego y duda sistemática y nihilista; seamos diligentes en el cultivo de los factores de iluminación de la mente: atención, ecuanimidad, sosiego, contento, indagación de la realidad, lucidez y otros; seamos diligentes refrenando las actitudes que nos perjudican a nosotros y a los demás, y diligentes suscitando, fomentando y desplegando pensamientos, palabras y acciones de carácter laudable y beneficioso; seamos, en suma, diligentes al hollar la senda de la autorrealización, porque como gustaba de decir el gran místico y poeta Kabir «aquél que lo conoce nunca morirá; aquél que no lo conoce, morirá una y otra vez».

Volviendo a Kabir, les decía a sus discípulos: «Miradme a mí. Soy un esclavo de mi intensidad.» Era la intensidad en la práctica para la mutación de la conciencia y la evolución espiritual. Buda exclamaba: «No viváis en la negligencia. ¡Despertaos! Nunca seáis negligentes.» Es, sin embargo, más fácil, sí, dejarse llevar por el mecanicismo y ser maquinales en pensamientos, palabras y actos, atrofiando así la conciencia y empañando la emoción; es más fácil dejarse llevar por la adormidera de nuestros impulsos automáticos y de la sociedad anidando en un «trance consensuado», pero esa facilidad es el cebo que nos hace ingerir el venenoso anzuelo.

La diligencia tiene que comenzar por la mente. Una mente atenta y perceptiva, abierta, sensible, activa pero no agitada. Una mente tal está libre de pasado y de futuro y es capaz, diligentemente, de centrarse en el momento presente. Es una mente nueva, en la atención serena, en el sosiego alerta, renovándose a cada instante, en continuo aprendizaje existencial.

Mediante el esfuerzo consciente, la persona está mucho más capacitada para dominar sus pensamientos y sus conductas. Se puede, mediante esa energía, empeñarse en desalojar de la mente los estados aflictivos y nocivos y en suscitar y desarrollar los benéficos. La diligencia nos hace buenos conductores de nuestra vida; la negligencia y la pereza pueden convertir nuestra existencia en un fiasco. La diligencia activa; la pereza estanca. En el *Dhammapada* leemos: «Esforzaos y sed rigurosos, como lo es el corcel cuando siente el látigo. Por la confianza, la virtud, el esfuerzo, la concentración, la investigación de la Realidad, el recto conocimiento y conducta, la atención mental, superaréis el gran sufrimiento.»

Por pereza o indolencia muchas veces nos resignamos, fatalistas, a nuestra propia necedad o a incapacidades que no lo son y no ponemos los medios para modificar lo que no nos gusta, fuera o dentro de nosotros. Por apatía o desidia, ponemos nuestra vida incluso en manos de otros, nos adscribimos a grupos, buscamos ídolos y líderes, desplazamos nuestra responsabilidad y ponemos nuestro centro o yo en el de otras personas. Por no querer afrontar el esfuerzo necesario, buscamos gurús que hagan el trabajo por nosotros, como si alguien pudiera liberarse por otro. La pereza nos hace psicológicamente muelles; la diligencia nos entona y vivifica. Hay un adagio que reza: «Toma los obstáculos por asalto», es decir, no te dejes llevar por la indolencia ante las dificultades o contratiempos, atájalas con prontitud y, además, saca una enseñanza de todo ello. La pereza hace que el tono vital disminuya considerablemente y la percepción se embote; la desgana arremete incluso contra el cuerpo y los músculos. La diligencia asciende el dintel de la vitalidad y abre la conciencia. La voluntad se desarrolla trabajando la voluntad. Toda persona puede reeducar su voluntad y canalizarla en la orientación más fértil. Eso no quiere decir que todo, ni mucho menos, podamos conseguirlo a través de la voluntad, porque muchas veces no podemos controlar las condiciones y tenemos que aceptar con humildad su devenir. El esfuerzo bien aplicado insufla fuerza vital, como el ejercicio correctamente aplicado que desarrolla un músculo. Esa fuerza vital, como indicábamos, es esencial, porque es en sí misma el proceso cósmico que alienta nuestra unidad psicosomática. De ahí que el *Shiva-Svarodaya* enfatice: «La fuerza vital es, en verdad, la mejor amiga; la fuerza vital es, en verdad, la mejor compañera. Con toda seguridad no existe pariente comparable a la fuerza vital.»

Todo esfuerzo equilibrado fructificará. Todo entrenamiento asiduo reportará unos resultados. Aplicarse con diligencia al esfuerzo y a la disciplina no quiere decir obsesionarse con el resultado ni alimentar expectativas irrealizables que al no cumplirse originan frustración y subsiguiente depresión. También en el esfuerzo hay que aplicar sabiduría. Los esfuerzos desmesurados y ciegos pueden conducir al desastre, como el furioso elefante en celo que arrasa las aldeas y hiere a sus habitantes. Pero, indudablemente, la clave de la evolución en cualquier disciplina, y mucho más en la psíquica, es el esfuerzo continuado. «Por tanto —aconsejan los maestros—, comienza y prosigue en la marcha sin desmayo.»

15. *Sensualidad equilibrada*

Lo que caracteriza a toda criatura viviente es que siente, y de ahí que en Oriente se denomine a los seres vivos «seres sensibles». Todo organismo vivo experimenta sensaciones. Nuestra vida está definida y condicionada por todo lo que vamos sintiendo. Hay seis clases de sensaciones: las correspondientes a los cinco órganos sensoriales y la mental. La sensación es como una bisagra o lazo entre el cuerpo y la mente. Se necesita cuerpo y conciencia para que la sensación se produzca conscientemente. Cada vez que un órgano entra en contacto con un estímulo, se produce la sensación, sea ésta táctil, olfativa, visual o de otro orden. Las sensaciones pueden resultar gratas o ingratas. Las agradables nos despiertan deseo y, por consiguiente, apego; las desagradables nos desencadenan aversión y, por consiguiente, aborrecimiento u odio.

Dominada por las sensaciones de avidez y aborrecimiento, la mente salta de la rama del apego a la del odio. En la dimensión de mente común en la que nos hemos instalado, siempre nos movemos entre el apego y el aborrecimiento, pues no sabemos disfrutar sin aferramiento ni sufrir sin aborrecimiento, con lo que nos hacemos mucho daño y nos complicamos extraordinariamente la existencia. Pero hay una dimensión de mente que es posible conquistar mediante el trabajo interior y que, inspirada por la ecuanimidad y el sosiego, nos permite disfrutar sin apego y encarar el sufrimiento inevitable sin aversión. En último caso lo que cuenta es la reacción de la mente. La mente sigue a una sensación grata, generando avidez, y huye de una ingrata, engendrando aversión. El problema no son, pues, las sensaciones, sino nuestra actitud y reacción ante las mismas. La sensación crea un primer impacto, pero la mente añade nuevos impactos. Por ejemplo, una persona nos insulta (primer impacto), pero seguimos recordando con rabia ese insulto numerosas veces (repetidos impactos creados por la mente, cuyo pensamiento tiende a acarrear y crear más sufrimiento). La mente descontrolada es la gran ladrona de la paz interior.

Mientras estemos vivos, sentiremos. Está en la naturaleza de nuestra organización psicosomática sentir. Siempre estaremos expuestos a las sensaciones agradables y a las desagradables, que a veces se alternan a enorme velocidad o que incluso se producen de forma simultánea. Lo importante es saber manejarse cuerda y ecuánimemente con las sensaciones.

El deseo es una fuerza o energía muy poderosa. Hay que saber «cabalgar» sobre el mismo. Hay diversas clases de deseo: el que no daña a nadie, el que nos daña a nosotros o a los demás y el que nos han hecho creer que es nuestro deseo pero es el de los demás. También está el deseo compulsivo e incontrolado. El deseo, bien encauzado, es una fuerza que revierte como anhelo y aspiración correcta. Nos moviliza y entona. La dificultad no está en el deseo, sino en el apego, codicia, avidez o aferramiento que nos provoca si no sabemos aplicar la visión clara y la ecuanimidad.

Hay que descubrir nuestros verdaderos deseos y desenmascarar los deseos de los otros que perviven en nosotros y que nos han instalado (otras personas, el entorno, la publicidad, la cultura). Hay que activar la sabiduría para no dañar a los demás o a nosotros mismos cediendo a inclinaciones sensuales nocivas; pueden ser gratas en principio, como una droga, pero luego se tornan perjudiciales para nosotros y para los demás. Si afinamos el discernimiento, nos daremos cuenta de que no todo lo placentero es constructivo ni todo lo desagradable es destructivo. Los maestros nos invitan a estar vigilantes para no dejarnos arrastrar por tendencias neuróticas y perniciosas. En un texto llamado *Majjhima Nikaya* se dice: «Porque es por los sentidos no vigilados por donde penetran la codicia, la aflicción y todo lo que es nocivo y perjudicial. Por ello el practicante se ejercita en dominar los sentidos, los gobierna y vigila bien. Practicando así el noble dominio de las facultades, experimenta íntimamente una felicidad sin turbación.» No hay que pasar por alto que cada uno es el dueño de sus actos y de las consecuencias de los mismos y que no debemos dejar que la desmedida sensualidad nos ciegue de tal modo que para satisfacerla hagamos daño a las otras criaturas.

El apego sensorial es un impedimento en la senda de la evolución. No debemos privarnos del disfrute, incluso debemos celebrar la vida con contento, pero sin permitir que la pasión por el goce nos obnubile y nos convierta en egoístas e insensibles. Uno puede proceder con respecto a sus deseos según convenga. No se trata de reprimir, sino de suprimir conscientemente cuando sea necesario o de transformar. El que fomenta el apego sobre el deseo es el pensamiento, que quiere retener, repetir, poseer e intensificar la sensación grata. El desapego de las sensaciones o la ecuanimidad con respecto a las mismas es un signo de madurez y equilibrio. Gozar a toda costa o en detrimento de los demás no es noble, pues no se repara en el coste que puede exigir ese disfrute; la avidez sensorial o desmedida sensualidad conduce a la persona a un grado de mórbido egocentrismo que no le permite ver, ni mucho menos respetar, las necesidades ajenas. Habría que aprender a vivir, como nos dice el *Sutra del Amor*, «sin aferramiento a la especulación, a las propias miras y deseos, y con una visión clara». El apego conduce a la malevolencia, la mentira, las malas artes y la ira; la aversión incita al rencor, el resentimiento, la hostilidad e incluso la crueldad. Hay también que indagar entre los deseos necesarios y los ficticios; entre los inofensivos y los dañinos. El deseo es inclinación, tendencia hacia lo que nos place y, retroalimentado por el pensamiento, se torna avidez, aferramiento y «sed». Como hay sentidos, hay sensaciones; como hay sensaciones, hay sensualidad, pero se puede sentir con mayor equilibrio y claridad de conciencia, sin dejarse someter por la avidez y el odio y evitando así mucho sufrimiento propio y ajeno.

En el trasfondo del aferramiento sexual está el ego. El ego quiere poseer, acumular, retener, someter. Es como una boa cuyo estómago no tiene fondo. El ego puede ser de una voracidad aterradora. Los deseos nobles pueden encadenar tanto como los innobles si alimentan el apego y obnubilan la mente. Reza el antiguo adagio: «Lo mismo te encadena una cadena de bronce que de oro.» Otra instrucción indica: «Hasta del apego a la liberación hay que liberarse.» El apego produce mucha insatisfacción; la aversión añade mucho sufrimiento evitable al sufrimiento inevitable. Buda decía: «El dolor es inevitable, pero el sufrimiento es opcional.» Estar contento, sentirse bien, hallar satisfacción, disfrutar, todo ello precisamente solo es posible sin la sensualidad desmedida y sin el apego. El apego produce mucho miedo; el sensualismo embota la mente y ciega la conciencia.

La sensualidad consciente, equilibrada y bien encauzada es lo más oportuno para la madurez psicológica y el bienestar interior.

Una persona es tanto menos compulsiva sensorialmente hablando cuanto más llena está de sí misma y más satisfacción halla en su universo interior. Sus deseos se tornan más genuinos y conscientes y el yo sabe «cabalgar» sobre el tigre de la pasión, que si nos descabalga, en el acto nos engulle.

Cierto dominio sensorial es necesario; cierta disciplina sobre los deseos. Es la sabiduría sensorial, aplicable a cualquier estímulo de los sentidos. Nos ayuda a mantener no sólo el equilibrio y salud del cuerpo, sino de la mente. Cincuenta gramos de chocolate resultan deliciosos y lenitivos; un kilo de chocolate arruina nuestro hígado. La justa medida en el disfrute sensorial también es importante, y no olvidemos que también la mente es un sentido y hay que dosificar sus estímulos. Si la persona se deja llevar por todo tipo de deseos, apegos y afanes de disfrute, se irá alienando y se tornará cada vez más y más insatisfecha.

Esa carrera sensorial no tiene fin y llega un momento en que no repara en nada para hallar satisfacción, perjudicando a las otras criaturas si llega el caso. La sensualidad moderada o equilibrada, nos permite disfrutar más, nos alienta y fortalece; la sensualidad desmedida crea más sed sobre la sed, como el que tiene sed y sólo se alimenta de arenques. Moderación o equilibrio no es en absoluto represión, sino visión clara y sabiduría. Disponemos de unos instrumentos vitales maravillosos y tenemos que cuidarlos. ¿Por qué comer sin hambre, simplemente por un deseo mental, por ejemplo? ¿Por qué dejarse ganar por el pensamiento ávido y volvernos acumuladores compulsivos de cosas que incluso nos roban espacio o nos encadenan? El apego está en la mente y cuanto más descontrolada e inmadura es una mente más apegos tiene, porque le falta la visión clara de que la única satisfacción plena hay que hallarla dentro de uno mismo y que las sensaciones son fugaces y mudables, van y vienen en un mundo donde todo es efímero, pero donde el pensamiento neurótico se empeña en retener y acumular. La sensualidad desmedida conduce a la insatisfacción, el tedio vital e incluso la amargura. Nada puede llenar nuestro cuenco interior, salvo nosotros mismos. La sensualidad equilibrada es inspiradora, anima y permite el disfrute sin dolor.

16. *Autoindulgencia bien medida*

A menudo cuán implacables podemos resultar con los demás y qué excesivamente clementes con nosotros; hasta qué punto podemos ser exigentes con los demás y permisivos con nosotros mismos; con qué falta de caridad podemos criticar en las otras personas lo que en nosotros disculpamos o justificamos. Hay dos extremos que tenemos que evitar, aunque sólo sea por cultivar nuestra salud mental y emocional. Uno es el de la autoexigencia desmesurada y el otro el de la inmadura autocomplacencia. Ni uno ni otro es sabiduría, y ninguno reporta beneficio. La autoexigencia narcisista es resultado de un ego exacerbado y una visión incorrecta, en tanto que la autocomplacencia se torna resignación, desidia y una mórbida permisividad de nuestro comportamiento o actitud. Ninguno de los dos extremos coopera en el desarrollo personal, sino que son actitudes de alienación que traban la marcha hacia la autorrealización.

¿Qué es la indulgencia? Es una actitud de comprensión, la capacidad de estar pronto a perdonar y a no recriminar, ni culpar a los demás ni mostrar conductas inclementes. Y hay que aprender a ser indulgente con uno mismo; no inmaduramente autocomplaciente, pero sí indulgente. También uno es humano, o precisamente porque uno es humano comete errores, equivocaciones y faltas. Hay que aceptarse conscientemente a uno mismo —no resignarse— y desde esa aceptación comenzar a poner los medios para mejorar y hallar la madurez interior. Pasar por alto todos los defectos de uno mismo es nocivo y frena el proceso de evolución; no pasarse ninguno y recriminarse, también es perjudicial. El punto medio se hallaría en una adecuada capacidad para ser lo suficientemente crítico con uno mismo, pero no en demasía. También tenemos que aprender a perdonarnos. Como dijo un maestro a sus discípulos: «Porque soy débil, comprendo vuestra debilidad.» Como señala el dicho bíblico «el espíritu está presto pero la carne es débil». No somos robots ni hemos sido diseñados para la perfección; de hecho somos criaturas en evolución. Uno mismo, sí, puede acelerar o retardar su evolución. La autoexigencia narcisista y la autocomplacencia cuando menos la frenan, pero la consciente aceptación de uno mismo y la firme resolución de mejorar, nos ayudan a proseguir por la vía de la realización personal. Tenemos que aprender a perdonar a los demás y a nosotros mismos, pero también a corregir y rectificar, modificar, en suma, actitudes y conductas, y no resignarnos a nuestra necedad. Como declaraba Ramana Maharshi, a lo que tenemos que renunciar es a nuestro afán de posesividad y a nuestra ignorancia. Cuando hay autocomplacencia, no se realiza el esfuerzo necesario para madurar; cuando hay autoexigencia, el discernimiento está distorsionado por la influencia del ego y la persona, paradójicamente, se exige o recrimina por banalidades y no por lo que es esencial. La autoindulgencia equilibrada es el antídoto para ambas actitudes extremas e inútiles. No hay lugar para el falso arrepentimiento; si te arrepientes de algo, cambia tu actitud y tu proceder. No hay lugar para el sentimiento de culpabilidad; si de algo te vas a sentir culpable, evítalo. No hay lugar para la recriminación ni la falaz autojustificación; para evitarlas, actúa lúcida, consciente y responsablemente.

Todos acarreamos el pasado como si fuera un pesado fardo que entorpece el presente y perfila el futuro. ¡Cuántos sentimientos de culpa acarreamos! Ciertamente pudimos hacer mucho más por los seres queridos, por ejemplo, y muchos ya murieron; o fallamos a una persona amada o fuimos desleales con un amigo... ¡cuántas veces no hicimos lo que tendríamos que haber hecho o viceversa! Pero hemos de saber abrirnos a la mente nueva y no estar detenidos en sentimientos de culpa por lo que hicimos o no hicimos. Seamos conscientes de nuestros fallos, asumámoslos con intrepidez y madurez, pero perdonémonos por todo ello y cambiemos la actitud. La vida nos dará oportunidades para rectificar, pero hay que saber aprovecharlas y no seguir prendidos en esa conducta infantil y falsamente justificativa de hacernos reproches y, sin embargo, no modificar nuestra conducta cuando lo requieran las circunstancias.

Si uno no se gusta, tiene que cambiarse; si hay aspectos en uno que nos desagradan y son nocivos, hay que poner los medios para modificarlos. Lo que hicimos o dejamos de hacer incorrectamente fue debido a nuestra falta de entendimiento, pero si hemos entrado en una senda de desarrollo, ya no hay excusas. Tenemos que ser conscientes y proceder en consecuencia. La mente sana no se gana con autoengaños ni pretextos. No te juzgues severamente, pero no evites tu responsabilidad. A veces tenemos una sorprendente habilidad para engañarnos. También saltamos de la autoexigencia narcisista a la mórbida autocomplacencia. Las exigencias narcisistas nos impelen a estar no a la altura de nuestro ser, sino de nuestro ego idealizado y, cuando no lo conseguimos, nos deprimimos y nos tornamos autocomplacientes. Tenemos que explorar nuestra mente y descubrir todos los mecanismos que utilizamos para engañarnos. Uno de ellos es el subterfugio de hacernos recriminaciones y arrepentirnos falsamente; el otro es el de echar la culpa a los demás para desplazar nuestra responsabilidad. Pero las conductas de evasión nos debilitan, porque uno es el dueño de sus actos y el heredero de sus actos. No hay escape posible. Sin embargo, cuando la mente está desprovista de entendimiento lúcido tiende a crear tendencias neuróticas y escapismos. El ego es muy misterioso y ladino y se las arregla para apuntalarse con actitudes extremas. Detrás de la autoexigencia, están los hilos del ego; detrás de la autocomplacencia, también.

Cuanto mejor se acepta uno mismo, sin resignación, mejor acepta a los demás. Desde la humildad, uno sabe perdonarse y perdonar. Todos los seres estamos sometidos a las vicisitudes existenciales y a todos alcanza la decadencia, la decrepitud, la enfermedad y la muerte. Al ser compasivo con los demás, lo somos con nosotros, y al serlo con nosotros lo somos con los demás. La autoindulgencia equilibrada no nos debilita porque, al liberarnos de falsos arrepentimientos y complejos, nos da mucha fuerza y nos permite poner en marcha la energía y el esfuerzo necesarios para nuestra propia realización.

Vivekananda era un yogui muy práctico y combinaba armónicamente la meditación con la acción. Decía: «Lo que tenemos que comprender es esto: que lo que llamamos error, o mal, lo cometemos porque somos débiles y somos débiles porque somos ignorantes. Yo prefiero llamarlo errores. La palabra pecado, aunque al principio fue una palabra muy adecuada, ha tomado cierto sabor que me produce escalofrío. ¿Quién nos hace ignorantes? Nosotros mismos. Ponemos las manos sobre nuestros ojos y lloramos porque está oscuro. Sacad las manos y veréis la luz; la luz existe siempre para nosotros, es la naturaleza refulgente del alma humana.»

El examen de la mente era una práctica muy común en la antigüedad. Uno mismo debe explorar y conocer su mente para superar los autoengaños, estados perniciosos y subterfugios. Hay que mirar la mente e incluso su trasfondo. Las tendencias extremas de autoexigencia y autoindulgencia, son ardides de la mente para no dar el salto en la senda del autoconocimiento. El gran yogui y sabio Padma-Shambava recomendaba: «Todas las apariencias de la mente son, en verdad, nuestros propios conceptos, concebidos por nosotros mismos, como los reflejos que se ven en el espejo. Para saber si esto es o no así, mirad en vuestra propia mente.» Muchas veces lo que en ella veamos nos sobrecogerá incluso, pero para tener esa buena mente a la que se refería Muktananda, hay que liberarse de muchos oscurecimientos que la hacen aflictiva. No te resignes a ser arrebatado por la ofuscación, la avidez y el odio, pero tampoco te culpes innecesariamente cuando surjan, pues son espinas profundas que, con lucidez y paciencia, hay que ir desarraigando. Para aniquilar el sufrimiento de la mente y el que la mente nos provoca a nosotros y a los demás, hay que arrancar estas raíces perniciosas. Cuando se encuentra el sendero del propio desarrollo, no hay lugar para jugar mórbidamente a las autoexigencias ni a las justificaciones, porque todas las energías deben encauzarse en la prosecución de ese sendero.

17. *Autodisciplina madura*

El antídoto de la autocomplacencia es la disciplina madura. El autocomplaciente tiene una pasmosa facilidad para engañarse y finalmente resignarse. En el trasfondo de esa actitud hay mucho miedo, inseguridad y dolor. Es una forma aparentemente cómoda de encarar la existencia y «vivirse» a uno mismo, pero exige un costo psicológico elevadísimo. Detrás de esa fingida autocomplacencia, se halla el tedio, la desmotivación, e incluso la depresión. El autocomplaciente se ha hecho muy experto en buscar evasiones, escapismos, subterfugios y pretextos para apuntalar su autocomplacencia y ser demasiado permisivo consigo mismo. Pero aunque podamos llegar a engañar a todo el mundo toda la vida, no es posible hacer eso con uno mismo. ¿Dónde está el antídoto de la autocomplacencia? En la acción consciente y diestra, el entendimiento claro, la diligencia, el esfuerzo equilibrado y, sobre todo, la disciplina.

¿Por qué a veces la disciplina nos resulta tan provocadora y la sentimos como agobiante, amarga y llena de pesadumbre? Porque no sabemos asociarnos adecuadamente con ella o porque nos la imponen y no la elegimos libremente. Nada había (yo lo recuerdo con horror, creedme) tan desagradable y «diabólico» como la disciplina ciega y coactiva a la que nos sometían en el colegio; nada tan espantoso como esa disciplina coercitiva y marcial a la que nos sometían en el servicio militar. Pero otra cosa es la disciplina libremente elegida y como medio para un objetivo. Ningún gran bailarín, por ejemplo, ha podido sustraerse a la disciplina; ¿y qué decir de grandes músicos como Karajan y Yehudin, ellos mismos también asiduos y entusiastas practicantes de yoga? La disciplina es asiduidad en una práctica o método. La requiere el artesano y el artista, el estudiante y el amante, el peregrino y el ejecutivo. A la disciplina en el yoga la llamamos *sadhana*, singular palabra que quiere decir «método» y «objetivo», es decir, una práctica para conquistar la meta. Sin *sadhana* no hay avance, ni al interpretar un instrumento musical ni al investigar en la ciencia matemática ni al llevar a cabo cualquier actividad. Pero la disciplina hay que asumirla tras:

- Adecuada reflexión.
- Comprensión clara de su necesidad y de sus beneficios y alcance.
- Entendimiento lúcido de la disciplina misma.
- Capacidad de asumir esa disciplina sin mórbidos sentidos del deber ni experimentándola como una penosa carga ni proponiéndonosla compulsiva o coercitivamente.

Nadie puede ser disciplinado por otro. Hay una hermosa historia.

Unos monjes le suplicaron al abad que les regalase una campana. Una noche, al entrar en sus celdas respectivas, descubrieron de pronto, alborozados, que una campana había sido dejada sobre el jergón. Cuando cogieron la campana entre las manos, se dieron cuenta de que carecía de badajo y, por tanto, no sonaba. ¿Es que el abad se burlaba de ellos? Le pidieron, insolentemente, explicaciones, y el abad dijo, sin perder el sosiego: «Amigos míos, el badajo lo ponéis vosotros.»

El badajo era la disciplina o esfuerzo personal. La campana de la sabiduría no tañe si uno no pone de su parte.

Había dos místicos amigos. Uno decía: «La gracia me salvará.» El otro guardaba un prudente silencio y meditaba. La gracia llegó al segundo, que era el que no la buscaba directamente, pero ponía los medios para ganarla. El primero de ellos se quejó: «¡Vaya con la gracia! ¡Yo la ansío y te viene a ti!» El amigo repuso: «Es que es muy inteligente y no le gusta no recibir nada a cambio.»

¿Cómo se facilita la disciplina? Siendo perseverante en su observancia. La disciplina te enseña a disciplinarte. La disciplina es método. De nada sirven los entusiasmos esporádicos; lo que ayuda es la práctica asidua. La disciplina no es un castigo cuando se elige con libertad y uno, lúcidamente, se compromete con ella. Sin disciplina es fácil precipitarse en la desidia o la dejadez. La disciplina es ejercicio. Ejercitas el cuerpo y la mente, ejercitas la relación, ejercitas la respiración, ejercitas la memoria. El ejercicio te hace evolucionar, la ausencia de ejercicio te hace estancarte o, en el peor de los casos, involucionar. Cuando se tiene una aspiración, hay que sustentarla y estimularla con la disciplina. La disciplina puede llevarse a cualquier campo. Gandhi se aseaba los dientes a lo largo de ¡quince minutos! Era una disciplina higiénica. Krishnamurti todos los días practicaba *asanas* de yoga y *pranayama* o ejercicios de control respiratorio... él que parece invitar al no-método, pero seguía sus *sadhanas*. A través del método se llega al no-método o método espontáneo. Mucho método para hablar un idioma; luego se habla el idioma como si él hablase por sí mismo. Pero hay que huir de la disciplina extremada. Debilita, obsesiona y no lleva a ninguna parte.

Recordemos un pasaje de la vida de Buda:

> En una ocasión el maestro estaba paseando por el campo y en un pedregoso sendero comprobó que había sangre sobre las piedras. Al preguntar de quién era aquella sangre, le

dijeron que de un discípulo suyo llamado Sona, que se desesperaba al no avanzar espiritualmente lo suficiente y se castigaba caminando de arriba abajo por el sendero con los pies descalzos. Sona había sido el mejor intérprete del reino hasta que abandonó la vida mundana para sumarse a la orden de Buda. El maestro le hizo llamar y le dijo:

—Tengo entendido que eras un magnífico intérprete de laúd. Quiero preguntarte algo. Si tensabas demasiado las cuerdas del instrumento, ¿sonaba bien?

—No, señor, y además se corre en ese caso el riesgo de que se quiebren.

—¿Y si las dejabas demasiado sueltas?

—En ese caso, señor, tampoco sonaba bien y, además, las cuerdas se enredan.

—Pues bien —dijo Buda—. ¿Y si ni tensabas demasiado ni soltabas demasiado las cuerdas? ¿Sonaba bien?

—Así debe hacerse, señor. Entonces el instrumento suena muy bien.

—De ese modo debes tú esforzarte —le instruyó Buda—. Ni tenses demasiado, ni sueltes demasiado. Aplica el esfuerzo equilibrado y correcto.

Y era Buda el que invitaba al esfuerzo y la disciplina: «Quien no se esfuerza cuando llega el momento de hacerlo; quien, aunque joven y fuerte, es perezoso, aquel cuyos pensamientos son descuidados y ociosos, no ganará la sabiduría que lleva al sendero.»

El cultivo de la mente y la realización de uno mismo, no sobrevienen fortuita o gratuitamente. Requieren esfuerzo consciente y disciplina bien equilibrada. Somos seres de aprendizaje y para aprender es necesario el método. La disciplina es una aliada magnífica, incluso para combatir males del alma como la melancolía y la angustia. La disciplina espiritual nos ayuda a conquistar la mente y desarrollar la conciencia, es decir a obtener sabiduría. Para lograr superiores niveles de entendimiento hay que ejercitarse metódica, armónica y progresivamente. El adagio reza: «En el bloque de mármol ya está la escultura.» Sí, pero hay que esculpir. El esclarecimiento e iluminación de la mente requiere mucha disciplina, pero es la manera de conseguir recta visión y conducta correcta. Con el apoyo de la sabiduría, que nace de la virtud y la meditación, conseguiremos la superación del egocentrismo y emergeremos del océano mental de la ignorancia, que provoca emociones nocivas y estrechos puntos de vista y dogmatismos. Muchos condicionamientos psíquicos y patrones irán siendo trascendidos y degustaremos el sabor inigualable de la libertad interior. Comenzamos con la disciplina y la disciplina es como una barca que nos lleva y nos permite pasar de la orilla de la alienación a la de la realización. Hay que conducir la disciplina a la mente, la palabra y los actos. No hay disciplina valiosa y constructiva sin conciencia. Energía y conciencia son dos lámparas en la senda hacia la libertad interior y la mente iluminada. En mi obra *Las zonas oscuras de tu mente* señalaba las raíces perniciosas que nos causan daño a nosotros y a los demás. Hay que conocer la enfermedad para poder tratarla y erradicarla, para poder aplicar los medicamentos adecuados. En esta obra insistimos en la farmacopea espiritual y procuramos los medicamentos para poder eliminar los oscurecimientos de la mente y hallar el cielo límpido y luminoso que hay tras ellos y que forma parte de la mente misma.

18. *Satisfacción*

La parábola del hijo pródigo, significativamente, aparece tanto en la tradición budista como en la cristiana, con mínimas diferencias. La lectura profunda y no superficial de esta parábola nos instruye sobre la necesidad de volver a nuestro hogar interior y reconciliarnos con nuestro yo real. En principio, casi todos somos como el hijo pródigo que busca sólo la satisfacción en el mundo exterior y en la conquista de metas y logros externos; algunas personas (ésas que no tienen la conciencia demasiado empañada y pueden tener destellos de intuición o comprensión clara) se dan cuenta de que no es únicamente obteniendo metas en el exterior como se halla la satisfacción interna, sino que es también necesario recuperar el hogar interno y, sin dejarse absorber por el yo social, recobrar el yo real. En el Oriente antiguo se decía, como símil, que al nacer a toda persona se le coloca un cuenco vacío dentro de ella. Experimentando esa vacuidad que se traduce como «incompletud» e insatisfacción profunda, la persona se empeña en llenar ese cuenco con conquistas en el exterior, sin que eso sea posible porque el cuenco sólo puede llenarse de uno mismo.

Tenemos que dosificar con sabiduría nuestras energías. Una parte de ellas hay que desplegarlas sagazmente en el mundo exterior para mejorar nuestra calidad de vida externa, evitando dañar a cualquier criatura; es lícito y conveniente, porque además así podemos compartir lo conseguido y ser generosos. Otra parte hay que dedicarla al mejoramiento de nuestra calidad de vida psíquica. Muchas personas, sin embargo, nunca trabajan sobre sí mismas para desarrollar la verdadera satisfacción interior, que origina una estimulante sensación de contento y «completud», puesto que uno se llena de sí mismo y conecta con su ser más genuino.

Hay muchas clases de motivaciones e intereses vitales. Los más perentorios y urgentes son los básicos: alimento, alojamiento, ropa. Esas necesidades básicas son imperiosas y representan el nivel o plano de lo materialmente más necesario. Pero cuando ese nivel ha sido atendido y esos intereses cubiertos, la persona puede aspirar a penetrar en otros planos, como el artístico, el cultural y el espiritual. Es una lástima que, una vez cubiertas las necesidades básicas, incluso con creces, la persona sólo se quede en ese nivel. Lo inteligente en tal supuesto es explorar otros niveles e ir completando nuestra evolución consciente, dejándonos inspirar por otras motivaciones más sutiles. Al progreso exterior debe corresponder el progreso interior, que es el que nos reportará satisfacción y una vivencia más enriquecedora y reveladora de nuestra propia existencia. Cuando no se tienen, la mayor importancia la alcanzan ciertos bienes materiales que hagan la vida más fácil; pero cuando se dispone de ellos, las energías deberían orientarse hacia otras metas y realizaciones. Los logros externos deben complementarse con los internos y así la persona irá consiguiendo superar su honda insatisfacción y hallar no sólo gratificaciones procedentes del exterior, sino otras muy reconfortantes que surgen dentro de uno mismo cuando les brindamos la posibilidad de que lo hagan. Aunque estemos inmersos en la actividad mundana, podemos utilizar nuestra energía para conocernos y elevarnos ética y psíquicamente y empeñarnos en prosperar no sólo en el universo exterior, sino también en el interior.

Conviene recordar la historia del hombre ocupado:

Fue a visitar a un sabio y a pedirle consejo. El sabio le dijo:

—Ya no eres joven, así que yo te diría que es conveniente que comiences a interesarte un poco por la evolución de tu conciencia y la realización personal.

—Lo haría —dijo el hombre—, ¡pero estoy tan ocupado! Atiendo mis negocios, voy a reuniones de trabajo, asisto a las fiestas sociales, charlo con los colegas... ¡Estoy tan ocupado!

Después de escucharle pacientemente, el sabio dijo:

—Cuando te mueras, alguien dirá: «He aquí que ha muerto un hombre que supo llenar su vida de inútiles actividades. ¡Enhorabuena!»

Estamos dispuestos, muchas veces y por distorsión del entendimiento, a consumir el tiempo en muchas actividades, a menudo insustanciales, en lugar de aplicar parte de nuestro tiempo a la realización personal. Somos unos verdaderos tacaños con respecto a nuestra propia realización. No le damos ni tiempo, ni motivación, ni esfuerzo. Así la vida se va gastando y el cuerpo desgastando sin que avancemos una pulgada en la senda de la liberación interior. Encontramos entonces personas de edad que han obtenido numerosos logros en su vida exterior, pero que no han logrado sosiego para su mente ni satisfacción para su espíritu. Siguen representando en su mente el drama de la avidez, el odio, el mal humor, el sentimiento de dolorosa soledad y la ofuscación. La vida les ofreció la preciosa oportunidad de poder satisfacer sus necesidades básicas, de forma que pudieran aplicarse al mejoramiento interno, pero no lo hicieron, ignorando lo que Nisargadatta explica con las siguientes palabras: «Lo que te ayuda a conocerte está bien; lo que te lo impide, mal. Conocer tu verdadero yo es la alegría; olvidarlo, la pena.»

19. *Conciencia de uno mismo*

En la mayoría de los seres humanos, cuando alcanzan la edad de adultos, se produce una interrupción en su proceso de evolución o madurez. Es rara la persona que, espontáneamente, madura y logra un estado mental y emocional de verdadero bienestar, salvo que se lo proponga y siga la senda del autoconocimiento y la realización de sí, lo que no quiere decir que no haya personas afortunadas o privilegiadas que dispongan de una envidiable armonía psíquica de modo natural. No es lo común. La mayoría de los seres humanos, en tanto no se realizan y liberan su mente del entendimiento incorrecto y numerosas trabas u oscurecimientos, sufren los síntomas de la ausencia de verdadera integración anímica y auténtica madurez emocional.

El estancamiento en el proceso de maduración no nos permite disponer de un ego controlado y maduro y desencadena en nosotros muchas tendencias neuróticas y diversos síntomas desagradables, sean de inseguridad, prepotencia, ansiedad, abatimiento y tantos otros. Este estancamiento en el proceso de maduración se debe a muchas causas, tanto externas (el entorno, el ambiente familiar, la educación) como internas (represión, conflictos psíquicos, inhibiciones o traumas). El estado de conciencia medio desarrollada que se produce da como resultado ambivalencias que confunden o afligen: angustia, desorden interior, inclinaciones compulsivas y tendencias irreflexivas de todo tipo. En ese estado de conciencia crepuscular, la persona se deja dominar, y resulta muy afectada por situaciones externas y estados mentales. Al ser afectada desmedidamente, también las reacciones son desorbitadas y muchas veces neurasténicas. Hay una desproporción entre el estímulo y la reacción y la persona se preocupa en exceso y oscila entre estados de exaltación y melancolía, tejiendo una urdimbre de autoengaños y contradicciones que impiden un pensamiento equilibrado y una actitud armónica. Cada vez que una situación o estado mental afecta a la persona con una conciencia en un bajo dintel, ésta reacciona anómalamente o por lo menos lo hace con una incontrolada respuesta de apego y aborrecimiento.

La persona es así dominada por aquello que piensa, siente o vive, hasta tal grado que pierde la conciencia clara, la presencia de sí, la ecuanimidad y la visión cabal. A ese proceso se le ha venido llamando en las tradiciones orientales «identificación». La persona se identifica de tal modo con sus estados internos o las situaciones externas que pierde parte de su juicio y se ve alterada por muchas reacciones y numerosos estados mentales aflictivos o, por lo menos, que embotan y roban la ecuanimidad y la atención consciente. Atraviesa así por los estados mentales y emocionales más dispares e inestables. Es como el camaleón que va adoptando los colores de la superficie en la que se le coloca. Esta identificación mecánica (puesto que no es voluntaria y solamente resulta consciente si uno se lo propone y se empeña en ello), no sólo sustrae la energía de la conciencia y la presencia de sí (descentrando a la persona, es decir, sacándola de su centro), sino que a menudo es causa de dolor, servidumbre, embotamiento mental y desconcierto.

El ser humano se identifica en exceso con su cuerpo, sus pensamientos, sus miedos, sus estados mentales y emocionales, sus temores infundados y las circunstancias y situaciones externas; hay también una identificación extrema con el ego, la personalidad, los códigos y clichés socioculturales, las expectativas y patrones; esta identificación también alcanza a los objetos y a las personas. Al identificarnos en exceso perdemos libertad interior, autocontrol, lucidez y conciencia de nosotros mismos.

Todos, en tanto no emprendemos una vía de autorrealización, somos extraordinariamente mecánicos y nos dejamos vencer por todos nuestros automatismos. El mecanicismo aletarga la conciencia y atonta el entendimiento y cada vez nos produce una mayor somnolencia psíquica, que nos hace ser víctimas de ese «trance consensuado» al que se refiere el psiquiatra Charles Tart. Caemos una y otra vez en el truco del mecanicismo, por pereza y negligencia, puesto que es más fácil, sí, pensar, hablar y hacer mecánicamente que llevarlo a cabo con conciencia y reflexión. Pero esta facilidad es engañosa y muy peligrosa y no nos hace realmente espontáneos o fluidos, sino que nos convierte en máquinas, en sonámbulos psíquicos. Los pensamientos nos piensan; los sentimientos nos toman y la vida nos vive; y así ni pensamos, ni sentimos ni vivimos. Para contrarrestar este mecanicismo, que tanto empobrece nuestra esfera anímica y le roba brillo a nuestra vida cotidiana, es necesario desarrollar la atención consciente y la presencia de uno mismo, es decir, ser más lúcidos, entender el fenómeno de la identificación para empezar a poder sustraernos al mismo. Tenemos, pues, que recuperarnos a nosotros mismos, como tendría que hacer un actor que tanto se identificase con su papel que creyese ser el personaje que interpreta y se olvidase de sí mismo.

La identificación tiende a alienar, como la desidentificación favorece la integración mental y nos centra, promoviendo nuestro equilibrio mental y haciéndonos más lúcidamente reflexivos y menos mecánicamente impulsivos. Si algo nos identifica en demasía son nuestros estados mentales perniciosos, como el odio, la ira, la envidia, los celos y otros, que hasta tal punto se apoderan de nosotros que nos roban el juicio y nos embrutecen, pues, en la cima de la identificación, dejamos de ser nosotros para convertirnos en una masa de rabia, rencor o violencia.

En la identificación se pierde el sentido del ser, como una persona que se identificase tanto con las prendas que viste que las tomase por su propio cuerpo. Hay en todos una identificación con el nombre, la forma, las descripciones y los adoctrinamientos, y ello nos impide evolucionar conscientemente. Nos identificamos con las heridas del ego, los temores más diversos y las ideas más disparatadas. Para quebrar la identificación también es importante la autovigilancia y el ejercicio consistente en distanciarnos un poco interiormente de los objetos con los que tendemos a identificarnos. Fracasaremos muchas veces en el intento, pero con el entrenamiento adecuado iremos recuperando lo que los sabios hindúes denominan el «testigo», es decir, un espacio de conciencia alerta y sosegada que puede sustraerse al aturdimiento que producen los objetos de identificación y el proceso mismo de la identificación. No hay que confundir la identificación mecánica con la identificación consciente y plena, que es comunión. La identificación mecánica nos invade; la identificación consciente la propiciamos. Una empobrece y la otra enriquece anímicamente.

Una de las aventuras más formidables y prometedores de la vida es la de hacernos conscientes, porque la conciencia da energía, intensidad, vitalidad, cognición clara, lucidez y, finalmente, compasión. En el propósito e intento de estar más conscientes, le hallamos un significado profundo a la vida y un sentido ni siquiera sospechado. Al ser más conscientes, vemos y descubrimos lo que no es aprehensible desde un estado de semiconsciencia y somos capaces, más cuerda y eficientemente, de poner los medios para evitarnos daño a nosotros mismos y a los demás y para, de igual modo, encauzar la existencia misma a la realización personal.

La conciencia es la función de la mente que nos permite conectar con el aquí y ahora, hacia afuera y hacia uno mismo. Conectar más allá de fantasías que nos trasladan al pasado o al futuro y están condicionadas por toda suerte de deseos, aversiones y miedos. Se adquiere conciencia estando consciente y cuando parte de esa conciencia o atención se utiliza para la autovigilancia, la persona aprende a estar más alerta de sí y más reflexiva, encontrando así una herramienta eficaz para quebrar las identificaciones negativas y recuperar el propio centro de conciencia clara y ecuánime. Esta actitud del testigo, que exige al principio una asidua disciplina, pues no es fácil mantenerla, nos ayuda a no dejarnos arrebatar por las situaciones externas o estados mentales perniciosos y a resistirnos a la «hipnosis» de las nocivas influencias que provienen del exterior o, dentro de nosotros, de los hábitos psíquicos o las perniciosas reacciones emocionales. Una parte de nosotros, la actitud del testigo, se mantiene incólume a pesar de que otra parte de nosotros esté experimentando toda suerte de estímulos o estados mentales, como —el símil es propio de la tradición hindú— el pájaro que en la rama de un árbol está junto a su compañero y observa cómo éste se identifica con los frutos del árbol, pero él se mantiene como sosegado y consciente observador desapegado.

Cuando se empieza a trabajar en la recuperación del testigo, parte de nuestras energías cambian de orientación o dirección y ya no están todas ellas impelidas hacia el exterior de la circunferencia, sino que también se ocupan de instalarse en el centro de la misma; es decir, y de ahí este símil, que los intereses de la persona no se vierten sólo hacia afuera, sino que parte de ellos se aplican a la búsqueda de ese núcleo de conciencia inafectada. En el *Braihandanraya-Upanishad,* un antiguo texto de la tradición hindú, podemos leer:

> No has de desear conocer la voz; has de desear conocer al que habla. No has de desear conocer el olor; has de desear conocer al que huele. No has de desear conocer la forma; has de desear conocer al que conoce la forma. No has de desear conocer el sonido; has de desear conocer al que oye. No has de desear cono-

cer la acción; has de desear conocer al que actúa. No has de desear conocer el dolor y el placer; has de desear conocer al conocedor del dolor y del placer. No has de desear conocer la felicidad, el deleite y la procreación; has de desear conocer al conocedor de la felicidad, del deleite y de la procreación. No has de desear conocer la marcha; has de desear conocer al que marcha. No has de desear conocer la mente; has de desear conocer al que piensa.

Estas instrucciones son una exhortación a la búsqueda interior y la conquista del propio ser, evitando así que todo lo experimentado nos aparte de nuestro propio «centro» o base y nos aliene y engañe. La identificación mecánica enceguece; el establecimiento en uno mismo la quiebra y esclarece. Todas las identificaciones mecánicas empañan nuestra conciencia y oscurecen el juicio. No hay que excluir ni mucho menos la identificación con las ideas o ideologías, que pueden hacer a la persona sumamente ofuscada e incluso brutal tratando de imponérselas a los otros. Cuando la identificación es muy intensa, la persona pierde todos sus controles y se deja arrastrar ciegamente por la fuerza hipnotizante de aquélla. La práctica de la meditación y el establecimiento de la atención consciente en la vida diaria nos ayudarán en grado sumo a no ser víctimas de la identificación mecánica y a poder conseguir, por tanto, mucha mayor libertad.

20. *Concentración*

La mente es muy poderosa. Todo se experimenta en última instancia a través de la mente. En el escenario de la mente se vivencia nuestra íntima y privativa realidad psíquica. La mente tiene la capacidad de amplificar o minimizar. La mente es el órgano de percepción y cognición, y en ese universo todavía ignoto de la mente están funciones tan esenciales como la imaginación, la memoria, la atención, el juicio, el discernimiento y la conciencia. En la mente ocurren todos los procesos de raciocinio: medir, comparar, analizar, diferenciar, inducir o deducir. La mente, pues, es un instrumento vital que nos acompaña desde el nacimiento a la muerte. Pero no es lo mismo una mente dispersa y fragmentada, que una mente estable y bien gobernada; una mente caótica y confusa, que una mente clara y penetrativa; una mente bien difusa y agitada, que una bien encauzada y sosegada.

La mente dispersa crea muchas dificultades, entendimiento incorrecto, tensiones y alimenta sus propios errores básicos; la mente unificada, establecida con firmeza, bien sujeta bajo el yugo de la conciencia y la voluntad, se torna una herramienta valiosísima y fiable. Es por todo ello necesario tener una buena mente; una mente amiga, buena, es la que nos obedece, reflexiona con precisión y claridad, sabe dejar de pensar y sosegarse. Muy pocas personas tienen una mente así. Los seres humanos, hasta que no entrenamos la mente (como indico en mi obra *El dominio de la mente*), somos como una hoja a merced del vendaval de nuestros automatismos mentales y no podemos en justicia decir que pensamos, sino que la mayoría de las ocasiones somos pensados por nuestros pensamientos mecánicos.

Así como la dispersión mental debilita, neurotiza, confunde y desarmoniza, la concentración mental nos cohesiona psíquicamente, nos protege contra pensamientos insanos y estados mentales perniciosos, nos permite un juicio más profundo y esclarecido, potencia la memoria y nos permite hacer todo con mayor precisión, cordura y sagacidad. Una mente concentrada es una bendición. Pero ¿qué es la concentración? Es la fijación de la mente en un soporte; la capacidad de que la mente se estabilice en el objeto que la ocupa. Así como toda fuerza canalizada gana en potencia (agua, luz, calor), también la mente canalizada obtiene mayor penetración y hace posible una comprensión más enriquecedora y profunda.

Hasta que comenzamos a conocer la mente y empezamos a ejercitarnos en su saludable dominio, ésta es fluctuante como la llama de una vela expuesta al viento. Los textos más antiguos de la psicología india ya nos previenen contra la inestabilidad mental. Unos nos dicen que la mente es como un mono loco; otros como un elefante furioso; otros como una bandera constantemente moviéndose; otros como una ardilla saltando de rama en rama. La mente es en verdad caótica y tiende a crear muchas dificultades innecesarias. Puede atar, puede liberar; puede ser causa de ignorancia o causa de sabiduría. Sólo mediante el esfuerzo se va aprendiendo a concentrar la mente; sólo mediante el cultivo de la benevolencia, la compasión y la ecuanimidad, la mente logra la estabilidad. Una mente menos zarandeada por el apego y la aversión también es más segura y menos fluctuante. En principio, la mente está llena de impedimentos, ataduras y oscurecimientos, pero, como declaraba Shankaracharya: «Una nube es traída por el viento y por el viento se disipa nuevamente; por la mente se labra la esclavitud y por la mente también se labra la liberación.»

En el ejercicio para el desarrollo de la mente, la concentración juega un papel fundamental, porque de la virtud y la concentración nace la sabiduría que libera la mente de todos sus oscurecimientos y la ilumina. Una mente concentrada es una mente que se vigila y custodia mejor a sí misma y no se deja alterar por lo banal o superfluo, sabiendo también estar más precavida con respecto a la preocupación y el enfado. Una mente así puede contemplar, imperturbable, la dinámica de la existencia y no se deja confundir por las apariencias. Como señalamos en nuestra obra *El dominio de la mente*, existen numerosos ejercicios de concentración, pero es necesario, asimismo, aprender a mantener la mente más atenta en la vida cotidiana porque, como señalaba el maestro zen, «cuando como, como, y cuando duermo, duermo», evitando el automático y atosigante charloteo mental. Una mente concentrada y autovigilante puede resistirse a la avidez y el odio, recuperar el equilibrio y la ecuanimidad cuando se pierden.

La atención es una preciosa función de la mente, conectada con la conciencia. Gracias a ella estamos capacitados para ser conscientes y autoconscientes. La atención firmemente dirigida a un objeto es concentración. En el *Dhammapada* podemos leer: «La atención es el camino hacia la liberación; la inatención es el sendero hacia la muerte.» También: «Atento entre los inatentos, plenamente despierto entre los dormidos, el sabio avanza como un corcel de carreras se adelanta sobre un jamelgo decrépito.» La atención bien afincada es un protector de la mente; nos ayuda no sólo a atender, sino también a filtrar lo que atendemos. Es el custodio de la mente. Asimismo, cuanto más atentos estamos, más precisos y reflexivos somos en palabras y actos. Infinidad de errores los cometemos por falta de atención; nos hemos hecho mucho daño y hemos dañado a los otros, también por falta de atención. Hasta que no nos empeñamos en lo contrario, la mente vaga a su antojo. Es enojosamente voluble. Una mente tan dispersa conduce a la desdicha propia y ajena. No activa sus potenciales de entendimiento claro y comprensión profunda y no se desprende de sus obstáculos. El sabio Santideva afirmaba: «Para vencer todos los obstáculos, me entregaré a la concentración, sacando la mente de todos los senderos equivocados y encauzándola hacia su objetivo.» La mente debe ser atendida, cuidada y ejercitada. Este mismo sabio decía: «De la misma manera que un herido protegerá cuidadosamente su herida en medio de una multitud excitada, así, entre la gente nociva, debe uno proteger siempre su mente que es como una herida.»

Hay que ir descubriendo las trabas de la mente. Asimismo, por un lado hay que ir liberando la mente de los factores que la dispersan y tratando, por otro, de ejercitarla en la concentración. Sujetar la mente es sólo una cuestión de empeño y práctica. Para comenzar a gobernarla es necesario empezar a vigilarla y ver sus vagabundeos. La mente es ladina y caprichosa hasta que se pone bajo el yugo (yoga) de la voluntad. Uno de los secretos para impulsar su desarrollo y la evolución de la conciencia es enfocarse en aquello que estamos haciendo en cada momento, combatiendo así la dispersión mental y, por supuesto, los automatismos mentales. Cuando el maestro zen y su discípulo van caminando por el campo y el pupilo pregunta: «¿Puedes instruirme en la verdad?», el maestro a su vez le pregunta: «¿Escuchas el trino de los pájaros?» Ante la respuesta afirmativa del discípulo, el maestro dice: «Entonces no tengo verdad alguna que mostrarte.» La mente unificada, la mente que logra hallar su camino cuando su propietario se lo propone, se torna muy precisa y eficiente, tanto en la vida cotidiana como en la esfera de la búsqueda espiritual. La concentración representa la inhibición de los pensamientos intrusos y procura, así, paz, armonía y sabiduría. Con la práctica se va intensificando en grado sumo y la mente conoce otros estadios más elevados y unificados de la conciencia. Estos estadios se han denominado «absorciones» y cada uno reporta una vivencia y un tipo de sabiduría. Todas las funciones mentales ganan con ello y el discernimiento se purifica y es portador de sabiduría y no de ignorancia. Pero, además, la mente concentrada puede penetrar allí donde no alcanza la mente dispersa (que se estrella siempre contra las apariencias) y obtener una visión más profunda y reveladora de los fenómenos.

Existen numerosos ejercicios para combatir las distracciones mentales, pero son de especial interés y eficacia los que se basan en la atención a la respiración. El lector interesado en todos estos ejercicios puede consultar mi obra *El dominio de la mente*. No cabe duda que una mente concentrada es de una gran ayuda en la senda para la superación de las zonas oscuras de la mente y la activación de las zonas iluminadas. Hay que ser paciente en el entrenamiento de la concentración, que gana en intensidad y pureza con la práctica perseverante y gradual. Al principio la mente escapa una y otra vez al control de la persona, pero, con paciencia, la persona debe, una y otra vez también, regresar al objeto de la concentración. Una mente dispersa, nos dice una parábola, es como una casa mal techada en la que entran granizo, lluvia y nieve, pero una mente concentrada es como una casa bien techada donde no penetran esos elementos. La mente concentrada adquiere estabilidad, energía y fuerza, y se convierte en una aliada en cualquier momento y circunstancia. Nos ayuda a vencer las dificultades y a mantener la calma ante las contrariedades y nos libera de toda esa agitación mental que nos produce tanta desdicha e inquietud. Una mente concentrada está capacitada para penetrar más en cualquier tema o aspecto y excluye todos los pensamientos inútiles y parásitos. En ese texto yóguico de gran sabiduría que es el *Yoga Vasishtha*, se nos instruye: «Por medio de la práctica, la mente, si se esfuerza lo bastante, alcanza cualquier estado hacia el que dirija su atención, convirtiéndose en éste. Confiando en tu mente humana y tomando refugio en el estado que trasciende al sufrimiento, con firme determinación y sin temor alguno, alcanzas la estabilidad. Sólo la mente es capaz de controlarse a sí misma con firmeza; ya que ¿acaso no es cierto que un rey sólo puede ser disciplinado por otro rey?»

21. *Ecuanimidad*

Comenzaré esta exposición sobre la cualidad de cualidades que es la ecuanimidad, con una historia muy sugerente, y que no es otra que la del preceptor funámbulo:

Estaba impartiendo enseñanzas a uno de sus discípulos a propósito del establecimiento y cultivo de la ecuanimidad, pero el pupilo no terminaba de comprender en qué consistía este factor de iluminación. Entonces el maestro lanzó un alambre entre uno y otro árbol, a considerable altura, ante la estupefacción del discípulo, al que le dijo:
—Observa con mucha atención.
El maestro comenzó a caminar por el alambre, tratando de mantener sagazmente el equilibrio. Cuando su cuerpo se inclinaba demasiado hacia un lado, corregía echándose ligeramente hacia el otro, y viceversa, evitando así precipitarse hacia uno de los lados y desplomarse en el abismo. Con éxito pasó de uno a otro árbol y repitió varias veces la prueba para que su discípulo asimilase la lección. Ya en tierra firme, preguntó:
—¿Has comprendido?
—Perfectamente —dijo el discípulo—. Has tratado en todo momento de mantener el equilibrio, con firmeza de mente, sin dejarte arrastrar hacia uno u otro lado.

La ecuanimidad es una cualidad tan importante que los maestros la consideran la fuente de una gran mayoría de las zonas iluminadas de la mente. Es imparcialidad, equilibrio, respuesta proporcionada, justo medio, ánimo estable ante las vicisitudes o adversidades, mente firme e imperturbada ante el elogio y el insulto, la ganancia y la pérdida, lo agradable y lo desagradable. «La ecuanimidad es de un agradable sabor y posee el poder sobrenatural de transformar todo en ambrosía» (*Yoga Vasistha*). Pero la ecuanimidad se asocia a la compasión y nunca es frialdad, desinterés, falta de sensibilidad. Es la visión equilibrada y clara que pone las cosas en su lugar y sabe ver en el fondo de los eventos y fenómenos, con la comprensión rotunda de que nada permanece y todo, al estar sometido a la ley de la transitoriedad, es mudable, por mucho que uno se empeñe en lo contrario. La ecuanimidad nos enseña a asumir conscientemente lo inevitable, a aceptar los hechos incontrovertibles sin que el ánimo se turbe en exceso. Todo fluye, todo se modifica y cambia. En realidad, y a la larga, nada permanece. La persona ecuánime comprende esta verdad, por eso mantiene el ánimo sosegado aun en las circunstancias más difíciles. No se deja arrebatar ni por la euforia ni por la depresión; no se exalta y trata de mantenerse en su «centro» o recuperarlo una vez que lo ha perdido. La ecuanimidad verdadera surge por sí misma cuando la persona alcanza un grado de sabiduría tal que le permite percibir la naturaleza última de todas las cosas. Si algo tiene remedio, se remedia; ante lo inevitable, se rinde el ego y se mantiene un estado de sosiego interior. Una persona ecuánime está, pues, mucho más protegida de tensiones, preocupaciones, apegos y aversiones. Sabe esperar sin perder los nervios y refluir armónicamente con las configuraciones de la vida. Si llega el disfrute, disfruta, pero no se apega; si sobreviene el dolor inevitable, sufre, pero sin añadir sufrimiento al sufrimiento por culpa de la aversión y el aborrecimiento. La ecuanimidad, que es equilibrio, nos libra de la mente que se agita en exceso y siempre está precipitándose en uno u otro extremo. No hay lugar en la actitud de ecuanimidad para los extremismos, ni para la exaltación neurótica ni el abatimiento.

El placer y el sufrimiento se alternan e incluso se producen simultáneamente. Todo lo compuesto está sometido a esta ley. Porque somos seres sensibles, sentimos; unas veces placer y otras dolor, unas veces sensaciones agradables y otras desagradables. La ecuanimidad nos permite no aferrarnos a lo agradable (que luego nos hará sufrir cuando transite) y no añadir dolor a lo desagradable. Las sensaciones surgen y se desvanecen; es su dinámica, como es la dinámica de la vida pasar.

Todo discurre, incluso en nuestra esfera psíquica... o en ella más que en cualquier otra parte. Vienen unos y otros estados de ánimo; nos asaltan sensaciones mentales gratas e ingratas, eufóricas y tristes. Todo pasando. Si nos miramos, si nos vigilamos imparcialmente, nos daremos cuenta de ello. ¡Cuántas modificaciones anímicas, cuantas diferentes apetencias y aborrecimientos, alegrías y pesares! Todo fluyendo, como los fugaces fotogramas de la película sobre la pantalla. Uno prefiere gozar, eso es indiscutible, y prefiere no sufrir, eso es innegable. Pero como hay placer y dolor, hay que aprender a manejarse con ellos y no convertirlos en enemigos, pues a menudo, por nuestra actitud, incluso logramos que el placer sea el preámbulo del sufrimiento. Ni aferramiento ni aborrecimiento: ésa es la ecuanimidad. Sensibilidad e intensidad, sí, pero con desapego e inteligencia primordial. La ecuanimidad es una poderosa energía de precisión, cordura y equilibrio. Incluso se aplica a la pasión, para no perder la conciencia y para que la fuerza de la pasión sea sabiamente encauzada. Ecuanimidad en palabras, actos, relaciones y comportamientos; en suma, armonía y equilibrio, sin permitir que nuestras reacciones sean neuróticas y desorbitadas. Ni inquietud ni indiferencia, ni ansiedad ni desidia, sino un ánimo estable y una mente firme. La ecuanimidad se fortalece al basarse:

- En la saludable actitud de relativizar.
- En la visión clara o cabal que nos permite ver las cosas como son y saber de su funcionamiento existencial.

- En la capacidad para no dejarse implicar en demasía con las situaciones externas y los estados mentales, pudiendo mantener una tranquilizante distancia interior.
- En el examen atento y adecuado de los fenómenos.
- En la asidua práctica de la meditación, que va poniendo en marcha muchos factores básicos de iluminación, entre ellos el de la ecuanimidad.
- En la firme determinación de recuperar el ánimo estable cuando se haya perdido.
- En la aceptación consciente de lo inevitable.

Paulatinamente se aprende a que el ánimo se agite menos y la mente permanezca más inmutable, aceptando el carácter inevitable de la naturaleza transitoria de todas las cosas, dentro y fuera de nosotros. Ese don que es la ecuanimidad nos ayuda a afrontar con ánimo firme las circunstancias más adversas, pues cuando algo no se puede solucionar, el único refugio seguro que nos queda es el de la ecuanimidad, ya que sin ella seguiremos reaccionando con rabia, lamentos, aversión e irascibilidad, creando más y más sufrimiento. La persona ecuánime sabe hallar un epicentro de calma en la tempestad. En la ecuanimidad no cabe el desánimo o el desaliento, la rabia, la depresión o la apatía. La persona ecuánime está especialmente capacitada para aprender de lo grato y de lo ingrato y convierte, gracias a su visión cabal y serena, toda la vida en un continuado aprendizaje. La ecuanimidad también se intensifica cuando el egocentrismo mengua y no somos tan personalistas y egoístas en todo lo que experimentamos o hacemos.

La ecuanimidad nos enseña a vivir cada momento más libre de pasado y futuro. Lo que ha sido no es ni será; lo que es no ha sido ni será; lo que será no ha sido ni es. Cada momento tiene su cualidad. Hay un curioso pasaje de la vida de Buda:

Se cruzó con un hombre por el camino y éste le escupió al rostro. Buda no se inmutó. Unos días después de nuevo se encontraron y Buda sonrió afectuosamente al hombre, que, estupefacto, preguntó:

—¿Pero cómo es que me sonríes si el otro día te escupí?

Buda repuso:

—Porque ni tú eres ya el que me escupió ni yo soy ya el que recibió el escupitinajo.

La persona ecuánime no se deja atormentar por lo pasado y vive más libre del futuro. Aquí y ahora, con mente intensa y sosegada, plena y equilibrada. No es fácil; más bien es muy difícil. Buda, tras su iluminación, pasa por ser uno de los personajes más ecuánimes. Cuando le insultaban, nunca perdía la media sonrisa y decía: «Los demás me insultan, pero yo no recibo el insulto.» Sólo mediante una mutación radical de la conciencia brota espontáneamente la actitud de ecuanimidad y la persona aprende a estar en ella misma a pesar de que las olas de la existencia constantemente ascienden y descienden. Cuando existe esta firmeza de ánimo, la persona no se deja arrastrar por sus fluctuaciones anímicas, sólo ve una especie de nubes que surgen y se desvanecen por el cielo de la mente. Sólo una persona que ha iluminado por completo su mente logra la perfecta ecuanimidad. En un texto llamado *Subala Upanishad* se nos dice con respecto a un sabio tal: «Debe ser semejante a un árbol, que cuando es talado no tiembla ni se enfurece. Debe ser como un loto, que cuando es cortado no tiembla ni se enfurece. Debe ser como el mismo espacio, que cuando es cortado no tiembla ni se enfurece.»

Una de las claves para ejercitarse en la ecuanimidad es vigilar las propias reacciones y reconocer hasta qué punto reaccionamos anómalamente, con avidez y con aversión. Hay que aplicar la firmeza mental para que las reacciones no sean tan desorbitadas ni se prolonguen en la mente durante mucho tiempo. El pensamiento neurótico es causa y pasto de la reactividad incesante y nos lleva a ensombrecer cada momento presente con recuerdos y experiencias del pasado. Pero la conciencia clara, no afectada, es el «vacío» inamovible e imperturbado en centro de la ruega que no deja de girar. Hay mucho de sabiduría en unas palabras del sabio Nisargadatta que dicen: «En el ahora, tú eres a la vez lo que se mueve y lo inmóvil. Hasta ahora has pensado que tú eras lo que se movía y te has olvidado de lo que no se mueve. Da un giro radical a tu espíritu. No tengas en cuenta lo que se mueve y te verás como la realidad inmutable y siempre presente, inexplicable, pero sólida como una roca.»

22. Determinación

A diferencia de otros animales, el ser humano soporta una carga extra de ansiedad y es aquélla que viene dada por la necesidad de optar. El animal sigue los dictados de la naturaleza y del grupo y está libre de la necesidad de elegir y por tanto de la responsabilidad de sus actos. El ser humano es dueño de sus actos, y responsable de sus actos, y tiene que decidir. Por ello muchas veces se genera angustia, vacilación e indecisión. La indecisión es natural cuando tenemos que tomar una u otra alternativa, si consideramos que tienen una importancia parecida; pero la indecisión se produce a veces incluso entre opciones muy banales e insustanciales, incluso se puede hacer crónica y alcanzar grados de morbidez. Entonces paraliza, colapsa nuestras mejores energías y nos debilita. En las antípodas de la indecisión se encuentra la determinación. Cuando los maestros zen comprueban una indebida indecisión en sus discípulos, dicen: «¡Levántate o siéntate, pero no vaciles!»

Tan nociva es una actitud irreflexiva que nos induzca a tomar decisiones a la ligera, como la actitud de renuente indecisión, que tanto nos turba y nos perturba. Y hay una historia:

A una y otra orilla de un caudaloso río había sendos monasterios. Un perro del lugar comía en uno y otro monasterio. Cuando sonaba la campana avisando para la comida de los monjes, el perro, según estuviera en una u otra orilla del río, iba a uno u otro monasterio, donde le daban las sobras. Pero en una ocasión, estaba bañándose en el río cuando oyó la campana del monasterio de la ribera derecha. Empezó a nadar hacia dicha orilla para ir a comer y entonces comenzó a sonar la campana del monasterio de la orilla izquierda, lo que le hizo cambiar de rumbo e ir hacia el otro lado del río; pero ambas campanas seguían tañendo. El perro empezó a pensar qué clase de comida le apetecía más, si la de uno u otro monasterio. Y así iba de un lado para otro, sin decidirse, hasta que finalmente le faltó el aliento y se ahogó.

Si las decisiones precipitadas no son convenientes ni a menudo prudentes, la irresolución es muchas veces todavía más arriesgada y perjudicial. Para decidir hay que utilizar el pensamiento correcto, la reflexión consciente y la firme determinación, arriesgándose al error y responsabilizándose del mismo. Como reza un adagio: «El que se equivoca una vez se decepciona, pero el que lo hace tres veces es un maestro.» Los errores, cuando somos conscientes de ellos y nos responsabilizamos de nuestros actos y sus consecuencias, nos ayudan a madurar.

La determinación es energía. La firme resolución resulta de un gran apoyo en muchas sendas que necesariamente debemos hollar. Sin determinación no se puede seguir ninguna disciplina ni optar o seleccionar. Cuando hay ofuscación e incertidumbre excesiva es muy difícil decidir; por ello es necesario activar el entendimiento correcto y la inteligencia primordial para poder ser resolutivos. Hay ocasiones en la vida, por otro lado, en que nos vemos urgidos a utilizar la pronta determinación y la firme resolución. En esas situaciones vitales, en las que parecemos estar contra las cuerdas, tenemos que reaccionar con determinación; entonces salen a flote todos nuestros recursos y nos ayudan con su firme mano invisible. Hay que confiar en esos recursos internos, que vendrán en nuestro auxilio si les abrimos las puertas. Si tras minuciosa reflexión se llega a la convicción de que hay que tomar una resolución, deberá tener lugar. La vida es movimiento, acción; no es una diapositiva fija, es cinética y dinámica, y muchas veces hay que proceder según lo requieran las circunstancias. Cada situación es única y habrá que adaptarse sin dejarse confundir, contaminar o condicionar por situaciones o circunstancias anteriores. Con respecto a la búsqueda interior y el mejoramiento humano, la firme determinación es imprescindible y nos ayuda a proseguir con tenacidad hacia el objetivo, que no es otro que la libertad interior.

No es infrecuente que nuestra indecisión o vacilación venga dada por nuestra excesiva identificación con la acción (que raya en alienación) y la obsesión por los resultados, queriendo tener la seguridad o certeza de esos resultados, cuando muchas veces no dependen de nosotros. Lo que depende de nosotros es llevar a cabo la acción con la mayor conciencia y realizarla lo mejor que podamos, sin obsesionarnos por los resultados. Vivekananda era un yogui muy activo y un maestro formidable de karma-yoga o yoga de la acción más consciente y desinteresada. Explicaba: «Sed desapegados; dejad que las cosas actúen, que actúen los centros cerebrales; actuad sin cesar, pero que ni una sola onda conquiste la mente. Trabajad como si fuerais, en esta tierra, un viajero. Actuad incesantemente, pero no os liguéis; la ligadura es terrible. Este mundo no es nuestra morada, es sólo uno de los escenarios por los cuales vamos pasando. Recordad aquel gran dicho de la filosofía Shamkhya: "La totalidad de la naturaleza es para el alma, no el alma para la naturaleza".»

23. *Recogimiento*

Nos movemos en dos realidades: la exterior y la interior. La exterior caracterizada por situaciones, circunstancias, acontecimientos y actos, y la interior por estados mentales y emociones, hábitos psíquicos y sentimientos. Ambas realidades se interpenetran. Lo idóneo es aprender a fluir armónicamente en ambos planos y, como señaló Amado Nervo, estar bien en soledad y en multitud. Pero, por lo general, no están equilibradas nuestras tendencias centrífugas y centrípetas y vivimos demasiado proyectados hacia el exterior. El psiquiatra Jung ya prevenía sobre los riesgos de esa proyección para el ser humano, tanto individual como colectivamente, y no es de extrañar, puesto que la excesiva exteriorización supone un progresivo alejamiento del yo real, lo que no sólo enajena en este sentido, sino que también dispersa inútilmente las mejores energías, en detrimento de la salud psicofísica.

Si miramos sólo hacia afuera, corremos el riesgo de alienarnos. Mirar hacia afuera no significa sólo dejarse encadenar por la hiperactividad, sino que también siga funcionando incesantemente el pensamiento que nos mueve en el tiempo y en el espacio cuando estemos solos con nosotros mismos; seguimos sin estar en nosotros. Ser uno mismo, serse, es muy necesario para la realización de sí y, también, para nivelar y equilibrar nuestras propensiones de interiorización y exteriorización y saber experimentar nuestro ego y nuestro ser o sí-mismo, pues de otro modo, debido a esa excesiva proyección al exterior, nos situamos siempre en la periferia de la circunferencia y damos la espalda a su punto central. Declaraba el sabio hindú Ramana Maharshi: «La mente vuelta hacia el interior es el sí-mismo; proyectada hacia el exterior se convierte en el ego y todos los fenómenos del mundo.»

Los yoguis dicen que hay un gran secreto en parar y que así renovamos nuestra energía, saneamos la mente, reorganizamos nuestra psiquis y aprendemos a establecernos en nuestro ser. Demasiado a menudo estamos en lo otro (la *otredad*) dando la espalda a nuestro ser (*seidad*). La *otredad* divorciada de la *seidad* puede traer fatales consecuencias. Uno se pierde o extravía de sí mismo y ¿puede haber mayor tragedia? La meditación es el viaje de retorno al ser interior. Incluso la postura meditativa invita a ese recogimiento fructífero y saludable de la interiorización; pero la mente no puede seguir enredando a través de los pensamientos que nos conducen al pasado o el futuro, a uno u otro lugar del planeta. Parar es detener el cuerpo y suspender el charloteo mental. Ahí no sólo hay un gran secreto, sino un gran poder. La fuerza interior hay que recogerla y custodiarla y no estar continuamente diseminándola. El recogimiento nos invita a sumergirnos en nosotros mismos y nos reporta una vivencia de integración y de armonía. No es fácil, porque exige mucha disciplina el ir liberándose de los automatismos mentales y aproximándose al propio centro existencial, recuperando la vivencia de ser más allá de las inclinaciones egocéntricas y los pensamientos condicionados por la avidez y la aversión. Esa clara y fecunda dimensión de mente se va ganando con la práctica asidua del recogimiento, que representa un método excelente para estabilizar la mente y serenar el ánimo. Para ello hay que ir desatendiendo e ignorando los pensamientos y poniendo toda la atención en uno mismo hasta quedar absorto en la pura y desnuda sensación de ser, no como un concepto o abstracción filosófica, sino como una experiencia muy íntima y profunda. Volviendo a Ramana Maharshi, decía: «La gracia es el sí-mismo. No es algo que deba ser tomado de los otros. Lo único necesario es que sepas de su existencia dentro de ti. Nunca estás fuera de su funcionamiento. La gracia siempre está aquí, pero no se manifiesta al estar oculta por la ignorancia.»

Cuando una persona esta muy cansada, necesita recogerse sobre sí y conciliar el sueño. No importa que en ese momento le ofrezcan diversiones o alicientes en el exterior; lo que quiere es entrar en sí misma y descansar. El sueño es como una meditación espontánea: nos limpia, renueva y aporta mucha vitalidad. Pero podemos aprender a recogernos diariamente unos minutos y de manera consciente. Desconectamos para estar en nosotros y por ello el mundo no se para, pues luego volveremos a él y a nuestra vida cotidiana. Durante esos minutos de recogimiento cuidamos, ordenamos y tranquilizamos la mente. Nos liberamos unos minutos del incesante parloteo mental y nos situamos en el centro del apego y de la aversión, en la energía de gran pureza y equilibrio de la ecuanimidad. Eso nos hará mucho bien y nos aportará nuevas energías para enfrentar las dificultades de la vida cotidiana. Cuando logramos acallar los frenéticos pensamientos, experimentamos un estado de unidad. El *Yoga-Vasishtha* nos aconseja: «Ve y zambúllete en el sereno mar de la soledad espiritual y lava tu alma en el néctar de la meditación. Sumérgete en la profundidad de la Unidad y aléjate de las olas saladas de la dualidad y de las aguas salobres de la diversidad.» Pero no se crea que esta práctica es sólo para personas con inclinaciones místicas o espirituales, en absoluto; es beneficiosa y constructiva para todo ser humano. Nos ayuda a tranquilizarnos; y a través de la tranquilidad nos esclarecemos y en la claridad de la mente aparece la percepción de nuestra realidad más profunda, que es como una lámpara que hay que mantener iluminada. En un texto hindú muy antiguo se nos ofrece una valiosa instrucción: «Se debe recoger la mente en el corazón hasta que se silencie; tal es conocimiento y meditación, en tanto que lo demás es saber libresco.»

24. *Apertura mental*

Se requiere valentía para la apertura o flexibilidad mental y un tipo de valentía muy especial, hermoso y nada común. Lo fácil es establecerse en modelos fijos y defenderse con esquemas y patrones. Estos modelos, esquemas y patrones están muy arraigados en todos nosotros y no es fácil desarraigarlos. A veces nos ofrecen una ficticia seguridad y un precario y falso equilibrio. Son modelos que nos han inculcado o que hemos imitado y que se han perpetuado durante años en nosotros; también hay muchos adoctrinamientos que nos condicionan y limitan. Vivimos sobre la base de patrones cuando no de descripciones o incluso de los deseos de los otros. Estos modelos se van petrificando y se tornan muy rígidos. Hay que examinarlos, revisarlos y tratar de poner los medios para superarlos, pues de otro modo toda esta masa de condicionamientos nos constreñirán, nos robarán la libertad interior y nos harán dogmáticos, intolerantes y de miras estrechas. Si entre las milenarias y sagaces historias espirituales de la India (que han servido como hábiles herramientas de transmisión de conocimientos y pautas) hay una que refleja magníficamente lo que es la estrechez mental es la de las dos ranas:

> Una de las ranas había vivido siempre en el mar, pero deseaba conocer otros lugares y partió de viaje. Iba caminando cuando se cayó en el hoyo en el que siempre había vivido otra rana. La rana del hoyo le preguntó a la del mar:
> —¿Hay algo más grande que este hoyo en el mundo?

—Pero ¡qué dices, amiga! El mundo es enorme. Claro que hay muchas cosas más grandes que este minúsculo hoyo.

—¡No, me mientes, no puede ser! —gritó encolerizada la rana del hoyo, y, fuera de sí, comenzó a golpear a la visitante hasta que le produjo la muerte.

La estrechez de miras nos impide ver las cosas como son, nos enfrenta a otras opiniones y puntos de vista, nos torna intransigentes y nos impide madurar. Por el contrario, una actitud mental expansiva y tolerante nos permite apreciar los puntos de vista de los otros, nos hace más respetuosos y reflexivos, conciliadores y comprensivos.

La flexibilidad psíquica es signo de salud mental. No rechazamos sistemáticamente, no despreciamos o nos sentimos amenazados por otras ideas, opiniones o formas de vida, no creamos antipatía hacia lo que no conocemos o hacia lo que no encaja con nuestros adoctrinamientos o costumbres; somos más fluidos y libres y solidarios. No ponemos murallas y vallas a nuestro alrededor y sabemos comprender los puntos de vista ajenos; nos tornamos más permisivos, respetuosos y realmente humanos y no recurrimos jamás a la coacción para imponer ideas ni nos arrogamos el monopolio de la verdad. La mente que se somete a modelos rígidos y patrones ciegos puede llegar a ser sumamente peligrosa. De la ofuscación mental surge ofuscación verbal y de conducta. Que Dios sea lo bastante misericordioso como para no ponernos al alcance de las personas aferradas a sus estrechos puntos de vista.

Todos los grandes seres se han rebelado contra los rígidos modelos sociales y los clichés y adoctrinamientos culturales y religiosos dogmáticos. Lao-tse era un auténtico revolucionario interior y no cedía a ningún tipo de convencionalismo; se le tomaba a menudo por un loco, pero en todo caso era un espíritu genial, que sabía rebelarse pero siguiendo siempre los principios del Tao y sabiendo fluir, evitando la confrontación torpe, brutal y directa. Buda era de una lucidez sobrecogedora; habrá habido muy pocos hombres tan lúcidos como él en la historia de la humanidad. Reaccionó enérgicamente, pero desde la compasión, contra los credos establecidos y se salió valientemente del campo de la ortodoxia religiosa, a menudo ciega y corrupta. Mahavir, el gran iluminado de la religión jaina, contemporáneo de Buda, nunca se sometió a los esquemas ordinarios y nunca cedió a los patrones comunes. El caso de Jesús nos resulta más cercano en este lado del mundo. No soportaba la hipocresía, el cinismo, la corrupción, la palabrería y la arrogancia de los fariseos ni de los saduceos. Todos estos grandes seres, por no citar a otros muchos, estaban en el ámbito de la contra-sociedad, si entendemos por sociedad lo establecido, petrificado, instalado o instituido en unos esquemas fríos y de moral siempre sospechosa. Hubiera resultado interesante una velada compartida por Laotse, Buda, Mahavir y Jesús, a la que también podría haberse invitado a otro ser excepcional: Zoroastro, el corazón de la doctrina parsi. Todos hablaban el mismo lenguaje: el de la libertad interior, que no sabe de opiniones ni dogmas y que florece en una mente abierta y desprejuiciada.

Todo lo instituido, al petrificarse y basarse en coactivos principios e ideas fijas, despide un tufo desagradable. Muchos de los lectores tal vez conozcan ya la siguiente historia:

> El diablo y uno de sus acólitos decidieron darse un paseo por ese planeta que es el manicomio del universo y al que llamamos Tierra. Iban caminando apaciblemente, cuando, de súbito, el acólito, despavorido, avisó: «¡Señor, señor, mucho cuidado, que allí hay una partícula de la verdad!» Con indiferencia, el diablo, sin alterarse en lo más mínimo, dijo: «No te preocupes, amigo, que ya la institucionalizarán.»

Hay que desconfiar de todo modelo fijo, porque la vida es fluida. Hay que poner a prueba todo esquema, porque la existencia rebasa todos los esquemas. Hay que liberar la mente de ideas y conceptos, porque la vida es supraconceptual. Los patrones pueden convertirse en una ligadura terrible. Es importante aprender a ver, sentir y pensar por uno mismo, pero la presión exterior es tremenda. Hay un símil: cuando la mano está cerrada en puño, nada puedes coger en ella, pero la mano abierta recoge todo el universo. Una mente en apertura está pronta para el entendimiento, la comprensión, la veracidad, la flexibilidad y la expansión. El agua estancada se torna sucia y maloliente, pero el agua que fluye conserva su exquisita transparencia. Los yoguis dicen que la mente es como un ilimitado y despejado firmamento y que no debemos permitir que los nubarrones del dogmatismo y el fanatismo lo contaminen. Por fortuna y de hecho, ciertamente, las nubes no pueden llevarse el cielo consigo.

25. *Intrepidez*

Hay que entender muy bien la zona iluminada de la mente que llamamos intrepidez. ¿Es intrépido el hostil, el agresivo, el que trata de imponerse por la fuerza, el que con su odio se crea toda suerte de enemigos, el que manipula y explota, el que somete? No. Es mezquino, cobarde y brutal. Nunca hay intrepidez en la brutalidad, pero ¡cuánta intrepidez hay en la compasión y en la bondad! Hay una enseñanza. «Más importante que vencer a mil guerreros en mil batallas diferentes, es vencerse a uno mismo.» Dejarse conducir por inclinaciones de hostilidad o destrucción es fácil, no requiere ninguna intrepidez; reorientar las energías vitales hacia lo constructivo es verdadera intrepidez.

La intrepidez no es la búsqueda del poder o el sometimiento; no es la enemistad que crea enemistad. Es intrépido el que —resistente, atento, esforzado y sereno— sabe enfrentarse a las dificultades de la vida y tender puentes de afecto y cooperación; intrépido el que reconoce sus defectos, desenmascara sus autoengaños y pone los medios para mejorarse y evolucionar; intrépido el que no enreda con embustes y se basa en la veracidad; intrépido el que no se deja arrebatar por el odio y otras emociones negativas y sabe ser comprensivo; intrépido el que no emponzoña su mente, sus palabras y sus actos con la malevolencia, la codicia o el aborrecimiento; lo es aquél que no sucumbe a la cólera y se esfuerza por liberar la mente de sus trabas y ataduras y por humanizarse día a día; aquél que sabe controlarse en pensamiento, palabras y acciones, y se ejercita en una conducta noble; aquél que no difama o calumnia, no manipula ni abusa de los otros; ése, sí, que está vigilante y permanece ecuánime, hace de sí mismo su propio refugio y no deja que se enturbie su visión por el apego o la aversión.

Nadie más intrépido que el sabio que ha liberado su mente de toda contaminación u oscurecimiento y vive con sosiego como con sosiego recibirá a esa dama llamada muerte, que no devuelve odio por odio ni brutalidad por brutalidad. ¿Quién más intrépido que el que no necesita aferrarse a puntos de vista ni opiniones, que mantiene su mente abierta y tolerante y su conducta es de sagrado respeto hacia toda criatura sensible? Vive consciente y armónico, hace lo mejor para no tener que lamentarse, no se recrea contemplando los fallos o desgracias ajenos y sabe compartir con generosidad sus bienes. Se esfuerza para superar la ofuscación, se empeña en fortificar su mente para no ceder a sus estados perniciosos, habla con amabilidad y cordura y trata de proceder correctamente. Es firme, pero no arrogante; es manso, pero no pusilánime. Confía en la virtud y desconfía de la moral convencional. Se hace responsable de sus actos y asume las consecuencias de los mismos. Valora el sosiego y busca la paz interior. ¡Qué intrépido hay que ser para, en un mundo mecanizado, tratar de estar atento y lúcido; para, en una sociedad orientada hacia la codicia, permanecer desapegado! No nos hace intrépidos conquistar a los demás, sino a nosotros mismos. No nos hace intrépidos imponernos con brutalidad o ejercer poder o menospreciar a los otros, sino relacionarnos con compasión, ser indulgentes y respetar a los demás. No es intrépido el que alardea o se envanece, sino el que es humilde de corazón y no se regocija con la arrogancia. No es intrépido el mezquino, el embustero, el negligente, el que daña a los otros, el que se muestra déspota o petulante, el que asume de buen grado sus miserias psicológicas y se abandona a su brutalidad y estupidez; pero es extraordinariamente intrépido, desde su mansedumbre y su sosiego, el que pone todos los medios para mejorarse y contribuye así también al bienestar de los que le rodean. El intrépido no genera tensiones, fricciones o conflictos inútiles.

No es intrépido el que acepta riesgos inútiles o, menospreciando su vida, se la juega o necesita de sensaciones tan «fuertes» que se pone en peligro; no es intrépido el que hace gala de la acritud, la rigidez de carácter o la furia; no es intrépido el que utiliza su agresividad para conseguir su propio placer o ejerce mala voluntad o evidencia su enfado o perjudica a los inofensivos. Es extraordinariamente intrépido el que se libera del orgullo, supera la irascibilidad, no se deja arrastrar por sus pasiones si dañan a los otros, se asocia con nobles, ama la bondad, sabe dar y compartir, refrena sus instintos hostiles y se esfuerza para ir gradualmente embelleciendo su mente y su conducta. Es, en suma, el más intrépido el que tiene buenos sentimientos de corazón y escoge lo constructivo y laudable para descartar lo destructivo y pernicioso. Unas hermosas palabras del *Dhammapada* bien pueden ser motivo de inspiración para el verdaderamente intrépido: «La victoria engendra enemistad. Los vencidos viven en la infelicidad. Renunciando tanto a la victoria como a la derrota, los pacíficos viven felices.»

No es intrepidez no tener miedo, sino saber afrontarlo si llega el caso y saber controlarlo. Todos tenemos miedos y temores y cuanto más civilizada es una persona, tanto más, porque a los miedos instintivos se añaden los miedos mentales y el miedo al miedo. El miedo es un aliado fantástico y el problema sólo comienza cuando el miedo se hace imaginario e infundado, porque nos limita y nos hace sufrir. El que no tiene miedo no es un intrépido, sino un inconsciente. El miedo surge ante una amenaza y es una respuesta defensiva que nos ayuda a sobrevivir. Pero muchas veces, a pesar del miedo, tenemos que hacer las cosas y tratar de sobreponernos, sin ningún prurito de heroicidad, sino porque hay muchos momentos que nos producen inseguridad o temor y, sin embargo, tenemos que afrontarlos. La intrepidez también hay que llevarla a la vida y aprovecharla como un ejercicio y una herramienta para la evolución de la conciencia; conducirla también a las relaciones con los demás, para ser más expansivos y cordiales; y tratar de servirnos de ella para ir superando los innumerables temores del ego, que son, a menudo, los que más nos constriñen y condicionan. Tenemos que alimentar la intrepidez con determinación y motivación, pero sin la falsa expectativa de que podemos llegar a no tener miedo de nada, sino con la visión clara de que en el miedo cabe la intrepidez y que incluso el miedo, bien canalizado, nos hace más intrépidos, sagaces y diestros.

26. *La atención debida*

Al extendernos sobre la concentración, ya hemos hecho referencia a esa capital función de la mente que es la atención. En el trabajo sobre nuestra mente para iluminarla, la atención es un factor esencial. Indagaremos primero sobre la atención como tal y luego sobre la atención debida o bien encauzada. Nunca debemos subestimar este sobresaliente factor de iluminación y con mucha razón Nisargadatta declaraba: «No infravalores la atención. Significa interés y, al mismo tiempo, amor. Para crear, hacer, descubrir, tienes que poner todo tu corazón, lo que es igual a poner la atención. De ella brotan todas las bendiciones.»

La atención y la conciencia son hermanas gemelas. A mayor atención, una conciencia más intensa; y cuanto más conscientes estamos más viva está la atención.

A la atención se le ha llamado la lámpara de la mente. Es una facultad que nos permite darnos cuenta, e incluso darnos cuenta de que nos estamos dando cuenta. Pero la atención, por lo general, se encuentra en la mayoría de las personas en un dintel muy bajo o pobre. La mayoría de las veces la mente permanece medio atenta o inatenta. Sin embargo nada se puede hacer con precisión sin la atención. Es necesaria para llevar a cabo la palabra correcta y reflexiva y la acción diestra. Lo contrario de la atención es la distracción, dispersión o negligencia.

La atención puede ser mecánica (la que opera por sí misma cuando algo nos interesa o apasiona) y consciente (la que provocamos a voluntad). También puede ser impura (contaminada de prejuicios, juicios, opiniones e interpretaciones) y pura (la que se limita a darse cuenta, captar o percibir, al desnudo, y libre de juicios). La atención es como un músculo que se puede desarrollar si se trabaja, es decir, que la atención es ejercitable y desarrollable. Estando en el empeño de ser más conscientes, somos más conscientes; tratando de establecer la atención a lo que pensamos, decimos o hacemos, ganamos en intensidad de atención. Al estar más atentos, somos más reflexivos, perceptivos y cuidadosos, todo adquiere un especial brillo y el ánimo se revitaliza; también se mejora la memoria y la conciencia se torna mucho más intensa. La atención aplicada hacia el exterior nos permite captar todo aquello que alcanza nuestros sentidos; aplicada hacia uno mismo, nos permite vigilarnos, controlarnos y conocernos. La atención siempre opera en el momento presente. Capta el trino de un pájaro, la brisa del aire, el roce de una caricia o el aroma de una flor. Cuando se está muy atento, la mente se deja llevar mucho menos por los automatismos e ideaciones; cuando, por el contrario, el charloteo mental no cesa en la mente, ésta está muy distraída y dispersa. Santideva aconsejaba: «Hay que estar atento para que la mente que parece un elefante en celo esté siempre sujeta al poste de la calma interior. Hay que estar atento para examinar a cada instante la condición de la propia mente.» La atención nos permite vigilar y custodiar la mente y nos enseña a ver sus estados perniciosos para poder resistirnos a ellos. La clave para el desarrollo y establecimiento de la atención mental está en practicar ejercicios de cultivo de la atención pura y tratar, en nuestras actividades cotidianas, de estar atento. Hay una historia:

      Un discípulo acudió a visitar a su maestro y le preguntó:
      —¿Qué es la atención?
      El maestro repuso:

—Atención.
—¿Y qué más?
—Atención, atención.
—¿Y además? —insistió el discípulo.
—Atención, atención, atención.
Entonces el discípulo, impaciente e irritado, preguntó:
—Pero ¿qué es la atención?
Serenamente repuso el maestro:
—La atención es atención.

Estar atento es el secreto. Centrarse en lo que se piensa, se dice y se hace es el segundo secreto. «Si como, como; si duermo, duermo.» Hay que disciplinarse para hacerse más consciente. La conciencia es intensidad, energía, lucidez y compasión. Merece la pena desarrollarla en el más alto grado posible. Era Santideva el que también decía: «Si la atención monta la guardia a las puertas de la mente, la clara comprensión se unirá a ella, y una vez que llegue nunca se irá.»

Buda afirmaba: «Declaro que la atención es útil en cualquier parte.» Jesús exhortaba a liberarse de la mente embotada y permanecer en vela o vigilancia; todos los grandes sabios han insistido en las excelencias de la atención consciente. Estando atentos estaremos en mejor disponibilidad para liberarnos de la ofuscación, la avidez y el odio y podremos prevenirnos para cometer menos errores y para no herirnos ni a nosotros ni a los demás. «Atento entre los inatentos, plenamente despierto entre los dormidos, el sabio avanza como un corcel de carreras se adelanta sobre un jamelgo.»

Pero esa fuerza notable que es la atención, y que encauza la mente y la canaliza, puede dirigirse adecuada o inadecuadamente y de ahí que se hable en la antigua psicología oriental de la atención debida y la atención indebida. Si la atención se pone en lo que no concierne, se torna indebida, como el que conduciendo un vehículo está atento a las copas de los árboles.

Atención indebida es también la que se pone al servicio de palabras o actos nocivos o dolorosos; un torturador puede estar muy atento en sus prácticas de tortura, pero es una atención indebida y aplicada a la perversidad. La atención debe estar guiada por la sabiduría, la ecuanimidad y la compasión. Será de gran valor en la vida práctica y en la vida interior. Se vuelve guía, custodio, filtro y maestro de la mente. La atención bien despierta, asimismo, es fuente de salud mental, reorganiza la psiquis y reporta sabiduría y sosiego. Los maestros dicen que la vida debería estar guiada por la atención e inspirada por la compasión.

La atención dirigida hacia uno mismo hace posible la autovigilancia, que siempre es provechosa y conveniente. Mediante la autovigilancia nos tornamos más reflexivos y conscientes, pero, además, vamos explorando todo el trasfondo de nuestra psiquis, descubriéndola y capacitándonos para incidir sobre ella.

27. Libertad interior

Los antiguos sabios se referían a la libertad interior como la más hermosa y valiosa de las orquídeas. Nadie puede alcanzarla por nosotros y para irla poco a poco conquistando se requiere lo que denominamos el trabajo interior, que podemos resumir en los siguientes puntos:

- Es un trabajo que se realiza sobre uno mismo para ir completando la evolución interior y el desarrollo personal.
- Tiene un carácter integral, en tanto que el desarrollo debe ser completo y no parcial, por lo que alcanza al cuerpo, la mente, las emociones, las energías y el comportamiento.
- Requiere necesariamente del apoyo de la motivación, el esfuerzo, la atención consciente y la ecuanimidad.
- Se sirve de técnicas milenarias de transformación mental, de conocimiento de uno mismo, de control psicosomático y de desarrollo de la conciencia.
- Abarca tres disciplinas: la ética, la de cultivo mental y la de despliegue del entendimiento correcto o sabiduría.
- Es un proceso gradual, mediante el cual se va liberando la mente de sus oscurecimientos y ataduras. Se requiere una práctica asidua y una disciplina consciente y libremente adoptada por la persona que se proponga realizar este trabajo, que siempre es sobre la base de experiencias, no de creencias preestablecidas.

Este trabajo sobre sí mismo, que tiene un carácter integral, es el que hace posible el conocimiento de uno mismo, el desarrollo interior, la transformación anímica, la evolución de la conciencia y la libertad interior, pues de otro modo seguiremos toda la vida siendo víctimas de nuestros condicionamientos, patrones y modelos, adoctrinamientos que nos han inculcado, trabas mentales, emociones nocivas, heridas psíquicas y desórdenes de todo tipo. Todo ello es como una urdimbre de vigorosos hilos que nos controlan y nos convierten en sus títeres. Aunque creemos tener libertad para pensar, hablar, sentir y hacer, esa aparente libertad está muy restringida por todos esos condicionamientos internos que nos la roban. Hay mucho que desalojar de uno mismo, mucho de lo que desprenderse y desligarse. Nuestra propia psiquis —desordenada, desconocida e incontrolada— es como una prisión de la que no es fácil liberarse. Hay una historia que merece la pena considerar:

>Un occidental había buscado maestros por todo el mundo para recibir enseñanzas que le ayudaran a recuperar la libertad interior. Estaba desmoralizado y exhausto cuando se disponía a abandonar la India y retornar a su país; pero oyó hablar de un ermitaño que vivía en una montaña y se dijo a sí mismo que después de haber visitado tantos mentores, nada tenía que perder por acudir a ver a este hombre. Un amanecer se puso en marcha hacia donde le habían dicho que vivía el ermitaño. Comenzó a ascender por una de las laderas de la montaña. Iba caminando por el estrecho y serpenteante senderillo, cuando un anciano, con un gran saco a las espaldas, venía hacia él. Se trataba del ermitaño. Cuando los dos hombres se cruzaron, el anciano, de súbito, dejó caer pesadamente el saco sobre el suelo y clavó sus ojos en los del occidental. ¡Qué ojos aquellos tan sugerentemente serenos y sabios! Pasados unos instantes, el ermitaño recogió el saco, se lo cargó a la espalda y sin decir una sola palabra se alejó. Pero el occi-

dental había recibido una gran enseñanza que nunca olvidaría. El ermitaño le había exhortado a que se librase del saco de sus juicios y prejuicios, esquemas y modelos, frustraciones e inhibiciones y, en suma, todo el «fango» que arrastramos en el subconsciente, para que pudiera quedar expedita la vía hacia la libertad interior.

Sin embargo, todos tenemos una historia psicológica que nos pertenece y no se trata de renunciar a la memoria de nuestra vida pasada, sino de no dejar que nos afecte. El anciano recogió el saco para indicarle al occidental que lo esencial no es hacer tabla rasa de todo el pasado, sino no permitir que nos limite. Cuando dejamos el saco, aunque volvamos a cogerlo, ya no tiene el mismo contenido. La memoria de datos nos es necesaria; la memoria psíquica nos frena y nos hace acarrear infinidad de inútiles cachivaches psicológicos. La vida es un continuo aprendizaje y «desaprendizaje» para volver a aprender.

La libertad interior no está en ninguna parte que no sea en nosotros mismos. Si el propósito es firme y la motivación intensa, y ponemos todos los medios para ello, la vamos alcanzando paulatinamente, resolviendo contradicciones, autoengaños y conflictos; potenciando nuestras energías anímicas aletargadas y reunificando las fragmentadas; restañando heridas psíquicas y drenando el «pus» del subconsciente. En la medida en que uno se va liberando de los condicionamientos internos y de los patrones recibidos, va sintiéndose más libre para pensar y sentir, optar y relacionarse, libre de la compulsión y de la obsesión. Descubre uno sus verdaderos impulsos y motivaciones y va obteniendo la capacidad de orientarlos genuinamente y no sobre la base de modelos ajenos o a los desórdenes de la psiquis. Se va consiguiendo gradualmente la armonía interior y un sentimiento de satisfacción y seguridad. Muchas tendencias neuróticas se disipan y se mejora la relación humana, antes supeditada a toda esa carga anímica desordenada, que es la que condiciona una personalidad neurótica. El esfuerzo motivado y persistente nos irá ayudando a recuperar nuestro yo más real, ese diamante interior a propósito del cual Kabir, con su gran sentido místico, compuso un excelso poema:

He encontrado algo
realmente excepcional;
nadie puede calcular su valor.
Carece de color, es único,
invisible y eterno.
Inmune al oleaje del cambio,
llena todas y cada una de mis venas.
Carece de peso, carece de valor;
está más allá de los límites de la medida,
no puede contarse,
ni tampoco conocerse
mediante la erudición.
No es ni leve ni pesado,
ninguna piedra de toque puede cifrar su valor.
Yo moro en él y él mora en mí,
formamos una unidad, como agua
con agua mezclada.
Aquél que lo conoce
nunca llegará a morir;
aquél que lo desconoce,
morirá una y otra vez.

La libertad interior pasa necesariamente por el conocimiento de uno mismo, porque la persona tiene que ir descubriendo sus enmascaramientos para eliminarlos y comenzar a ser consciente de sus autoengaños con el fin de resolverlos. Todos tenemos resistencias que nos impiden en principio captar esos autoengaños así como la densa urdimbre de justificaciones y pretextos. Hay muchos puntos ciegos en nosotros que deben ser superados, porque si no somos capaces de ver nuestras contradicciones y resolverlas, seguiremos teniendo un núcleo interior caótico y lleno de confusión que repercutirá en nuestro carácter y personalidad fragmentándolos y creará muchas tendencias neuróticas, así como desagradables síntomas de superficie, como la ansiedad y el abatimiento.

Ese núcleo de caos y confusión también da como resultado una inmensa insatisfacción, inseguridad y aflicción, y lesiona las relaciones con las otras personas, puesto que no somos capaces de entablar con ellas lazos afectivos armónicos, sino muchas veces basados en la inestabilidad, el afán de dominio, el sentido utilitarista, la dependencia o docilidad y la simbiosis. Para poder mantener esos puntos ciegos si no superamos las resistencias, recurrimos a toda suerte de autodefensas neuróticas que no hacen otra cosa que ofrecernos un «equilibrio» tan precario como ficticio y que engendra más tendencias neuróticas, es decir, tendencias condicionadas por nuestro desorden anímico, nuestros condicionamientos y esquemas. Cuando no hay armonía y libertad interior, vivimos, sea en mayor o menor grado, en conflicto con nosotros mismos, con los demás y con la vida en sí. El conflicto es una lucha de tendencias y desgarra y produce mucho malestar. La mayoría de los conflictos están escondidos en el trasfondo de la mente y hay que ir poco a poco descubriéndolos y resolviéndolos para que se ponga en marcha de nuevo nuestro proceso de evolución y madurez, antes frenado o estancado.

A medida que se realiza el trabajo sobre uno mismo, sobrevienen mayor independencia interior y seguridad y la personalidad se va integrando. Desaparecen muchos apegos y muchas aversiones, preocupaciones morbosas y escapismos, sentimiento de culpa y la inclinación a enmascarar la propia responsabilidad culpando a los otros. Para seguir la senda hacia la libertad interior hay que recurrir a menudo a todo nuestro esfuerzo, porque una parte de nosotros se niega a cambiar y se resiste a esa libertad, habiéndose apegado a los desórdenes psíquicos. Se necesita también mucha franqueza con uno mismo, para ver lo que no queremos ver en nosotros y aceptarlo conscientemente, en lugar de seguir ocultándonoslo con máscaras o pretextos falaces. Ahora bien, a medida que vayamos resolviendo contradicciones y conflictos, comenzaremos a poder disponer de la vitalidad o energía que antes empleábamos o consumíamos en ellos, y con ese caudal extra de energía estaremos cada vez en mejor disposición de lograr la mutación interior. La ansiedad, la indecisión crónica, los temores infundados, las contradicciones y ambivalencias y las tendencias neuróticas malgastan nuestras mejores energías. Asimismo, nuestras inclinaciones neuróticas, nuestros desesperados intentos por hallar autodefensas narcisistas, la constante fluctuación de estados anímicos y las muchas tensiones que nos provoca nuestra desordenada mente, todo ello nos resta vitalidad y nos hace, a veces, entrar en estados de depresión, atonía, inercia o incorregible desidia. Pero al degustar el sabor de la libertad interior, nuevos recursos acuden en nuestro auxilio; y a través del esfuerzo consciente y de la lucidez (que nos permite superar errores básicos de la mente como las racionalizaciones, proyecciones, autoengaños y otros) vamos logrando convertirnos en soberanos de nosotros mismos, siendo así, cada vez menos víctimas de nuestros condicionamientos. Son esos condicionamientos los que han ido alienando o enajenando nuestra psiquis, que, mediante un serio trabajo de conocimiento interior y realización personal, tiene que ir recuperando su armonía.

El psiquiatra especialista en zen Hubert Benoit aseguraba que toda persona es una enferma en tanto no se realiza. Realizarse es conectar con lo que hay de más real en uno, es decir, vivenciar o reconocer la propia esencia y no dejarse arrastrar por las tendencias del ego ni los caprichos de la personalidad. En esta senda hacia la libertad interior hay no pocos escollos que superar, y por eso el proceso es lento y gradual; por eso y porque se necesita tiempo para descubrir que muchas inclinaciones, impulsos o tendencias que tomábamos por sanos o equilibrados no lo son y hemos de empezar a liberarnos de ellos. Pero sólo cambia el que realmente quiere hacerlo y se lo propone y está dispuesto a renunciar a su imagen idealizada, sus subterfugios y sus lastres con el fin de hallar el equilibrio emocional. Habrá mucho que arrojar por la borda hasta que eclosionen nuestras mejores energías internas y consigamos madurez anímica.

Tendremos que irnos desprendiendo de la vanidad neurótica, la tendencia a hacer responsables a los demás de nuestros actos, los escapismos, los sentimientos morbosos de culpabilidad, el menosprecio de uno mismo, los sentimientos contradictorios de amor y odio, el resentimiento, las emociones negativas de celos o envidia, los afectos condicionados por el afán de someter o ser absorbido y, en suma, nuestro entendimiento incorrecto sobre nosotros mismos y sobre la vida. O cedemos a nuestras fuerzas de regresión y cada día estamos más aprisionados o aprovechamos las de evolución y crecimiento y las apoyamos con todo nuestro esfuerzo y conciencia para superar condiciones adversas y hallar la libertad interior que le procurará un sentido muy diferente a nuestra existencia. No sólo hay que producir cambios exteriores, sino, sobre todo, interiores y darle un giro a la mente para que pueda hacerse con actitudes sanas y equilibradas. Hay que confiar en las propias posibilidades de cambio y tener la certeza de que podemos ayudarnos a nosotros mismos a superar estados anímicos aflictivos y gozar de una psiquis más estable y cohesionada. Ser uno mismo y serse, no se consigue sin esfuerzo y sin renuncia, pero la recompensa es muy grande porque consiste en una vida más plena y un consolador sentimiento de satisfacción y de paz interior.

28. *El encuentro con uno mismo*

La vía de la evasión es como la dulce tarta que lleva una daga dentro; como el veneno edulcorado. Es la vía de las justificaciones falaces, las componendas y composturas, los subterfugios y pretextos. Es la vía del autoengaño y ¡hasta qué grado podemos tejer una urdimbre con toda suerte de autoengaños! Es la vía del escapismo, la huida, el desencuentro. Aparentemente es consoladora y parece aliviar el dolor, pero a la larga se paga un coste psíquico elevadísimo. No se puede estar siempre jugando al escondite con uno mismo. Hay dificultades fuera y dentro de nosotros y hay que tratar de abordarlas y hasta donde sea posible resolverlas y eso sólo puede conseguirse enfrentándose a ellas y no ignorándolas. Pero hay que ser muy hábil en ese enfrentamiento para no generar tensión innecesaria, oposición frontal que intensifique las dificultades o conflicto neurótico.

Es necesario ver y no retirar la vista, porque es el modo de superar las complicaciones. Cuando uno ve, toma conciencia de lo que es y procede con madurez y responsabilidad. Lo que es sigue existiendo aunque uno se niegue a verlo. Ver con la mente muy atenta, sin juicios ni prejuicios, tratando de contemplar lúcidamente el objeto de la visión, es esencial y coopera en la conquista de la madurez emocional. Con intrepidez, energía y ecuanimidad tenemos que explorar nuestra interioridad para irla reorganizando más armónicamente y desenmascarándonos, por doloroso que pueda a veces resultar o por mucho que traten de predominar las tendencias a los escapismos y subterfugios. De ese modo podremos ver cara a cara a nuestros enemigos internos y tratar de disiparlos o transformarlos; tomaremos así conciencia de nuestros embustes y autoengaños, celos y temores, apegos y aversiones. Ver lo que es fuera o dentro de nosotros no es tarea sencilla, porque muchos condicionamientos tienden a distorsionar nuestra visión o porque nuestros automatismos nos orientan hacia lo fácil, que es no darse cuenta e ignorar para no tener que esforzarnos en resolver un conflicto o superar un impedimento. Una mente que se oculta la realidad interior o la exterior, no puede madurar y seguirá acumulando conflictos inconscientes, flagrantes contradicciones internas y todo tipo de enmascaramientos y oscurecimientos.

No es dándose la espalda a uno mismo como se ganan el equilibrio y la armonía, sino invirtiendo esa dirección neurótica y empeñándose lúcida y diligentemente en el encuentro consigo mismo. Del mismo modo que observando a una persona la conocemos mejor u observando un paisaje descubrimos sus singularidades, así tenemos que mirarnos y examinarnos para ir sondeando nuestra realidad psíquica e irla conociendo y, cuando sea necesario, transformando.

Para ver las cosas como son, dentro y fuera de nosotros, se requiere un largo aprendizaje, coraje y madurez. Toda vía hacia la realización de sí pasa por el autoconocimiento, que es encuentro —y no desencuentro— con uno mismo. Hay que modificar actitudes internas y a veces situaciones externas, poniendo así los medios para avanzar por la senda de la madurez psíquica y permitir que se desencadenen y eclosionen nuestros mejores potenciales anímicos. El subterfugio, el escapismo, la negación y la ceguera psíquica no pueden jamás devenir en algo positivo, sino muy nocivo. No puede haber crecimiento psíquico a través del enmascaramiento y de la huida, por muy hiriente que pueda resultarnos el proceso de desenmascararnos y conocernos. Hay muchas cosas que tal vez no queramos ver en nosotros, pero habrá que hacer un esfuerzo de conciencia y voluntad para comenzar a descubrirlas. Hay fuerzas muy poderosas que pueden operar a nuestro favor siempre y cuando les permitamos que surjan y no las sigamos reprimiendo o saboteando. Al ir poniendo los medios para hallarnos a nosotros mismos, tenemos que evitar los prejuicios, tanto aquellos que nos llevan a menospreciarnos como los que nos inducen a engreírnos o justificarnos.

No se trata de examinarnos para darnos una nota; tenemos que ir descubriendo no nuestras necesidades ficticias o las que los demás nos hayan impuesto o hecho creer, sino nuestras necesidades reales. La sinceridad con uno mismo es necesaria, así como el firme anhelo de búsqueda interior, porque no será raro que sigan surgiendo tendencias neuróticas y evasivas que quieran apartarnos de nosotros y tiendan a la alienación en lugar de a la comunión con nosotros mismos. Sólo en la medida en que nos vamos encontrando, encontraremos verdaderamente a los demás como son; al ir descubriendo nuestro yo más genuino, podremos tender puentes fructíferos hacia el yo de los otros. Si mediante este encuentro vamos resolviendo contradicciones internas y debilitando las tendencias neuróticas, estaremos mucho más maduros para establecer lazos afectivos más verdaderos. No nos vemos porque tememos vernos; no nos buscamos, porque nos hemos acomodado a un «equilibrio» tan precario como ficticio, pero que nos ofrece una muy falsa seguridad. Nuestras mejores energías internas permanecen muchas veces aprisionadas porque ni siquiera les brindamos una oportunidad para que afloren y vamos recurriendo neuróticamente a todo tipo de autodefensas narcisistas que sólo nos permiten ver nuestro yo idealizado pero no nuestro yo real.

Muchas personas, en su afán de evasión, no hacen otra cosa que alimentar la máscara de su personalidad y consolidar su yo social, todo ello en detrimento de la naturaleza real que hay en uno mismo, fabricando toda una burda burocracia egocéntrica que no permite fisuras para que penetren los rayos de la sabiduría del ser. Es un drama vivir siempre al margen de uno mismo, en tanto que la vida se va consumiendo sin que uno se aproxime ni una pulgada a su propio centro. El desencuentro con uno mismo suele ser, inexorablemente, desencuentro con los otros; el que vive para sus modelos y no para sus genuinas necesidades anímicas, tampoco podrá verlas, ni mucho menos atenderlas, en los demás, por muy seres queridos que sean. Cuando una persona no se ha encontrado, hallará no pocas dificultades en las relaciones con los demás. Como ciertamente son muchas las personas que se relacionan entre ellas sin haberse encontrado a sí mismas, las dificultades se duplican y así surgen a menudo relaciones basadas no en lazos afectivos sanos, sino insanos, sean de dependencia, dominio, simbiosis u otros, como hemos estudiado muy a fondo en mi obra *Terapia afectiva*.

Una de las más bellas y aleccionadoras narraciones místicas de la India es la del ciervo almizclero. Es propio de estos animales exhalar un penetrante perfume que brota de sus órganos internos y que se esparce a muchos metros alrededor:

> Ésta es la historia de uno de estos ciervos que cuando se hizo adulto comenzó a oler el embriagador perfume. ¿De dónde provenía aquel maravilloso olor? Empezó a buscarlo fuera de sí, pero no era capaz de hallar su origen. Se dirigía de uno a otro lado, incansablemente, ignorante del origen de tan penetrante aroma. Así fueron transcurriendo los años de su vida y en las postrimerías de la misma, ya agonizando, el pobre animal se preguntaba de dónde surgía ese olor maravilloso.

Muchas personas llenan sus vidas de toda suerte de actividades e incluso muchos son los que se sirven de un elevado coeficiente de actividades para huir de sí mismos. La hiperactividad es un escape frecuente en nuestra sociedad. Se entrega uno tanto a la actividad que así no hay lugar para entregarse al conocimiento de sí mismo. Es un ardid muy hábil para no verse ni vivirse desde dentro. También sirve para enmascarar problemas internos y externos; es decir, para no enfrentar circunstancias vitales de otro orden ni mirar en uno mismo. Pero aquello de lo que huimos no desaparece o se debilita, sino que, por el contrario, se fortalece. Una parte de nuestra energía deberíamos encauzarla sabia y consistentemente hacia el encuentro con nosotros mismos. Sólo así podremos aspirar a resolver situaciones internas que nadie puede resolver por nosotros. Al irnos encontrando, nos iremos conociendo y mediante el autoconocimiento comenzaremos a transformarnos y realizarnos. Si nos ocultamos nuestra propia esencia nos habremos convertido en nuestros peores enemigos y habremos desaprovechado la oportunidad de esta vida para conciliarnos con nosotros mismos.

29. Confianza

Dudar es poner en tela de juicio. Al dudar, ponemos a prueba. La duda es estímulo y acicate, y nos invita a comprobar. Para comprobar hay que experimentar y la experiencia es mucho más valiosa, sana e integradora que la creencia. Hay yoguis que me han dicho: «No me muevo por creencias, sino por experiencias.» Las creencias muchas veces dividen y separan, pero las experiencias se tornan vasos comunicantes que unen e integran. Recuerdo una anécdota que me contó mi amigo Swami Shalananda, un *sadhu* cristiano que lleva más de medio siglo en la India. Cuando hizo una larga peregrinación por los Himalaya, en busca de las fuentes de los ríos más sagrados, en una ocasión se encontró con un yogui hindú en una cueva. Shalananda, que además de llevar su bicicleta no dejaba de lado su Biblia, le dijo al yogui que podían leer textos de la Biblia y del *Bhagavad Gita* y cambiar impresiones. El yogui le dijo entonces que dejaran de lado los libros sagrados y se comunicasen en meditación.

En meditación o contemplación no hay conceptos y se habla de corazón a corazón. La duda es liberadora. El que duda, busca; el que busca terminará hallando. Hay un gran poder en la duda, pero cuando ésta no desencanta, desanima o paraliza, sino que invita a seguir indagando o explorando. Nadie dudó tanto como Buda; tanto dudó que se apartó de la ortodoxia hindú y la cuestionó toda ella, y, sin embargo, Buda señalaba un tipo de duda como uno de los cinco grandes impedimentos. ¿A qué duda se refería? A la duda escéptica o sistemática, porque conduce al mero nihilismo. La duda escéptica o sistemática no esclarece; enceguece. No estimula, desanima. No ayuda, entorpece. La duda escéptica o sistemática desertiza, roba todo aliciente, abate. Debido a la duda escéptica uno deja de creer en sí mismo o en las posibilidades de evolución; deja de tener confianza en la enseñanza para la evolución de la conciencia y en la posibilidad de liberar la mente de ataduras. La duda escéptica nos impide entregarnos a una práctica de mejoramiento, nos hace desfallecer y nos convierte en inseguros. Ese tipo de duda es una traba, un obstáculo, y por eso su antídoto es la confianza; no creencia, confianza. Hasta cuando nos vamos por la noche a la cama confiamos en que despertaremos... puede no suceder, tal vez un día sucede, pero confiamos. Cuando nos entregamos a un amigo, nos puede traicionar... puede suceder, pero confiamos. La confianza es necesaria: en uno mismo, en los demás, en la vida. Nada es seguro, todo puede truncarse, pero en tanto no sea así, confiemos. La confianza es una energía muy alentadora. No es vana esperanza, no es expectativa irrealizable, sino fiarse de o confiar. ¿Te fías de ti? Puedes fallar y fallarte, pero tienes que fiarte de ti o no harás nada. La confianza nos ayuda a actuar, nos da vigor, nos proporciona seguridad. Duda y confianza no están reñidas, en absoluto. La duda inteligente y la confianza se apoyan recíprocamente. Al dudar, buscas y al buscar, confías.

Ésta es la historia de un ermitaño huraño:

> Un joven se aproximó a su ermita y le pidió permiso para quedarse allí unos días.
> —Haz como te venga en gana —dijo el ermitaño.
> Después de permanecer allí unos días en silencio, el joven se dirigió al ermitaño para preguntarle:
> —¿Cómo soy yo?
> El ermitaño repuso contundentemente:
> —Como una vaca.

El joven se quedó perplejo. La comparación le dejaba estupefacto.

—No te asombres —dijo el ermitaño, al comprobar su reacción de sorpresa—. ¿Acaso no comes?

—Sí, lo hago.

—También una vaca. Y dime, ¿no duermes?

—Sí, duermo.

—Como una vaca. ¿Y no defecas?

—Lo hago.

—Como una vaca. O sea, ya lo ves, eres como una vaca.

Entonces el joven replicó:

—No lo creo.

—Ésa es la diferencia —dijo el ermitaño—. Que tú dudas y la vaca no. Si tu duda es inteligente y te ayuda a investigar en la última realidad, entonces dejarás de ser como una vaca. De otro modo, amigo mío, tú y la vaca sois iguales... pero las vacas suelen ser más simpáticas y pacíficas que los seres humanos.

Hay que desarrollar la confianza en las propias capacidades y recursos; incluso aunque nos pasen desapercibidos, están ahí, prestos a tendernos su mano cuando las circunstancias lo requieran. También hay que establecer la confianza en las posibilidades de mejoramiento humano y en la eficiencia de los métodos para lograrlo, que nos han sido transmitidos desde la noche de los tiempos por personas que habían iluminado su mente y abierto su corazón. Toda persona puede desarrollarse si se lo propone. Con un especial sentido místico, el *Dhyanabindu Upanishad* declara: «Así como el perfume en la flor, la mantequilla en la leche, el aceite en el sésamo y el oro en las pepitas, lo Absoluto está en todas las cosas. Y todos los seres, cualquiera que sea su condición, están insuflados por lo Absoluto como las perlas por el hilo.» Incluso en el ser humano hay que confiar; no en todos los seres humanos, no, porque abundan las personas malevolentes, pero sí en el ser humano como ente en evolución. Cuando hablo de confianza no me refiero a una confianza ciega y obtusa, sino lúcida, reflexiva y acertada. No hay nadie que no pueda ser luz para sí mismo si se lo propone, tiene la suficiente motivación y se esfuerza sin desmayo. Hay que tener confianza en el maestro interior y observar las prácticas convenientes para poder escuchar su voz. La desconfianza nos roba energía y nos debilita; la confianza lúcida y consciente nos otorga fuerza interior.

30. *Autoconocimiento*

Todos hemos escuchado desde niños la antigua instrucción «conócete a ti mismo». No es una instrucción griega o india, china o romana, sino de todas las épocas y que ha servido de exhortación a todos los grandes maestros de todas las épocas y latitudes. ¿Por qué? Porque el camino de la transformación y desarrollo de sí hacia la liberación de la mente pasa, con carácter necesario, por el autoconocimiento o conocimiento de uno mismo. La senda hacia la liberación de la mente es gradual y se celebra paso a paso. Cada día hay que ir modificando algo, por pequeño que sea, en la mente y sus reacciones. Mediante el conocimiento de nosotros mismos, vamos descubriendo aquello que hay que afirmar y aquello que hay que superar. Pero este conocimiento requiere una aguda autovigilancia y observación de uno mismo, para poder ir escudriñando no sólo en los rasgos aparentes, sino en lo profundo de la propia psiquis, explorando incluso ese laberíntico núcleo de caos y confusión que en principio hay en la mayoría de los seres humanos y más allá del cual se encuentra la mente quieta y despejada, pues la mente, como indicaba Padma-Sambhava, «en su auténtico estado es clara, inmaculada, no hecha de nada; siendo hecha de vacío, simple, vacua, ininterrumpida, incolora, no comprensible como cosa separada sino como unidad de todas las cosas; sin embargo, no compuesta por ellas, de un solo sabor y trascendente a toda diferenciación». Y Aurobindo declaraba: «Pues más allá de las divisiones y contradicciones del intelecto hay otra luz y la visión de una verdad revélase allí».

El ser humano es un conjunto de capas o envolturas, como varios círculos concéntricos a los que es común un punto central. Estas envolturas o vestimentas son el cuerpo, el cuerpo energético, la personalidad, el sistema emocional, la mente, el inconsciente y el sí-mismo o naturaleza real. En la vía del conocimiento de sí, hay que ir conociendo desde la periferia hacia lo más profundo, descubriendo tendencias, rasgos, inclinaciones, hábitos psíquicos y reacciones emocionales y desenmascarando autoengaños, pretextos falaces y patrones. Es el viaje de la persona aparente a la persona real, de lo condicionado a lo incondicionado.

En esta vida toda persona debería ser guiada por el *leitmotiv* de buscarse y conocerse, porque la mayoría de las personas son grandes desconocidas para sí mismas a lo largo de setenta u ochenta años o más. En la medida en que uno se va conociendo, también se va transformando, porque el autoconocimiento lúcido también conlleva mutación, pues gracias a él uno comprueba de primera mano qué es necesario modificar para liberarse de grilletes psíquicos y propiciar la libertad interior. El examen de la propia mente es muy oportuno, pero siempre que esté libre de justificaciones y recriminaciones, es decir, de prejuicios e interpretaciones. Este examen pone al descubierto la naturaleza cambiante de la mente y también muchos de sus errores básicos que, una vez conocidos, hay que comenzar a disipar.

Muchas fuerzas inconscientes neuróticas se opondrán al conocimiento de sí, creando resistencias y empeñadas en mantener los puntos ciegos de la psiquis, porque en la mayoría de las personas hay un aferramiento a los hábitos psíquicos y un miedo, más o menos consciente o inconsciente, al cambio interior. Los autoengaños son tan sofisticados que nos pueden hacer creer que son tendencias constructivas para mantener el equilibrio, pero no hacen otra cosa que «engatusarnos» y obligarnos a mantener conductas de falso y precario equilibrio que nada tiene que ver con el equilibrio verdadero y consistente y con la armonía.

Para conocernos hay que explorar y sondear una y otra vez en uno mismo, porque a menudo lo que parece ser es lo que no es y porque las tendencias del ego idealizado son como gruesos muros difíciles de traspasar. El lado neurótico de la personalidad se atrinchera con todos sus autoengaños y pretextos y alimenta el temor, a veces insuperable, a querer cambiar. Aun experimentando el descontento propio y la gran insatisfacción que devienen de los conflictos internos sin resolver, la persona se aferra a su vieja personalidad y a sus tendencias mecánicas. Utilizamos los autoengaños y defensas para no vulnerar nuestro ego idealizado y la falsa imagen de nosotros mismos, pero así nos privamos de la luz y consuelo de nuestro ser real y no somos capaces de descubrir, ni siquiera vivir, nuestras genuinas necesidades, deseos e ideales, lo que frustra una y otra vez nuestro proceso de madurez y evolución y perjudica seriamente la relación con nosotros mismos y con los demás. Si vivimos sobre la base de patrones y modelos y supeditados por nuestro núcleo de caos y confusión (que crea tendencias neuróticas y no encaminadas al crecimiento interior, sino al estancamiento psíquico o la regresión), corremos el riesgo cierto de pasar toda nuestra vida sumidos en grandes y desgarradoras contradicciones, insatisfacción profunda y relaciones humanas en las que no se establecen lazos sanos, sino hostiles, de dominio, dependencia y docilidad, de simbiosis o desencuentro. También se menoscaba la propia estima y la persona puede pasar del orgullo desmedido a menospreciarse, de la euforia incontrolada a la melancolía profunda. Son oscilaciones de carácter y fluctuaciones anímicas propias de la inmadurez y el desconocimiento de sí mismo.

El conocimiento de sí va favoreciendo la autoaceptación consciente y, por tanto, un buen sentido de la responsabilidad, la capacidad de afrontar y superar los fracasos y errores y la intrepidez para mostrarse tal cual uno es ante sí mismo y ante los demás, pudiendo crear vínculos afectivos sanos y superando muchas zonas oscuras de la mente, como la cólera, el resentimiento, el sentimiento exacerbado de soledad, la vanidad y otras.

Al alcance de toda persona, créase, está conocerse y, al hacerlo, suturar heridas abiertas en la psiquis, solventar autoengaños y recuperar mucha energía que se extraviaba en automatismos y tendencias neuróticas. Entonces la persona recupera toda su capacidad para ser más consciente de sus actos y de sus consecuencias, asumir con más prestancia el riesgo e inseguridad de la vida, encarar con mayor firmeza las vicisitudes y contrariedades, relacionarse desde la interdependencia (y no desde el dominio o la docilidad) y caminar con paso más seguro hacia la libertad interior, que pone freno a la angustia, la inercia crónica o desidia, la apatía, los celos, la preocupación morbosa, el enfado, la depresión, la falta de responsabilidad, el sentimiento de culpa o la tendencia a culpabilizar a los otros, y las inclinaciones incontroladas a la autosuficiencia o el desprecio por uno mismo. La libertad interior nos humaniza y nos hace más tolerantes, comprensivos y benevolentes.

31. *Ánimo*

La palabra ánimo es muy significativa, al igual que aliento. Entronca con la palabra alma, que puede entenderse también en su concepción no sólo de espíritu o entidad trascendente, sino de energía y vitalidad, que correspondería a las palabras *prana*, *chi*, *ki* o incluso el *pneuma* de los griegos, es decir, «fuerza vital». Cuando decimos estoy desanimado, es como decir «estoy sin alma o energía», al contrario de cuando señalamos que estamos animados, es decir, con la energía viva.

El ánimo o vitalidad es esencial para la vida de un ser humano. Cuando estamos desvitalizados nos sentimos mal, experimentamos pereza e indolencia, nos falta motivación y nada despierta nuestro interés. Hay que cuidar la vitalidad como el don más precioso, y será tanto mayor cuanto:

- Mejor atendamos nuestro cuerpo y armonicemos todas sus funciones.
- Mejor respiremos, nos alimentemos, descansemos, durmamos y cuidemos la mente.
- Más impresiones mentales positivas y actitudes constructivas suscitemos y despleguemos en la mente.
- Mejor relación tengamos con nosotros mismos y con los demás.
- Más interés tengamos por actividades vitales tan importantes como el amor, la amistad, el contacto con la naturaleza, el servicio desinteresado a los otros, las actividades artísticas y las creativas.

- Más tengamos la capacidad para encauzarnos sobre el presente, sin estar tan condicionados por el pasado o el futuro.
- Antes nos conozcamos y resolvamos muchos conflictos internos que nos roban la energía y enturbian el ánimo.

El tono vital hay que atenderlo esmeradamente. Cuando se perturba en exceso sobrevienen trastornos afectivos como la depresión. La acción consciente y el establecimiento de la atención en la vida cotidiana también otorgan ánimo, puesto que la conciencia es energía, intensidad y vitalidad. La aplicación de la visión clara y la ecuanimidad también protegen contra la desmoralización, el desaliento y el desánimo en todas sus formas. Hay que activar nuestros recursos de ánimo siempre que podamos y no ceder al desmayo ni al desaliento.

También perdemos muchas energías por los apegos y aborrecimientos, por las preocupaciones y enfados, las fricciones con los demás y las inútiles autoexigencias. La paciencia nos permite acumular vialidad, así como el contento, la benevolencia y la compasión.

La persona ecuánime está mucho mejor preparada para no desanimarse y mantener el ánimo estable, en cuanto que tiene la visión cabal de los acontecimientos mudables y no se deja abrumar por las contrariedades, sabiendo mantener el aliento y la paciencia. Son también causa de desfallecimiento las expectativas irrealizables que, al no cumplirse, provocan en la persona desaliento y amargura. Hay que saber «alimentarse» vitalmente de los acontecimientos ordinarios y las pequeñas, pero hermosas, cosas de la vida cotidiana. Como reza la antigua instrucción tántrica, «lo que a unos debilita a otros fortalece». Depende mucho, pues, de la actitud de la persona y de su capacidad para asumir los fracasos sin desalentarse y como instrumento de aprendizaje, saber fluir armónicamente con las configuraciones y arabescos existenciales, relativizar los problemas y esforzarse por mantener la conciencia más alerta y sosegada. Cuando se van superando ambivalencias, contradicciones, autoengaños y pensamientos neuróticos, toda la energía que se malgastaba en esas tendencias se economiza y la persona empieza a sentirse mucho más animada y plena. No hay que pasar por alto que uno de los síntomas más evidentes de la depresión es la energía o falta de energía, como lo es de la madurez psíquica una consistente vitalidad y un ánimo más estable. La sana autoaceptación, que está tan lejos de la intolerancia de uno mismo como de la excesiva autoindulgencia, también es una fuente de equilibrio y vitalidad.

32. Sabiduría de la inseguridad

He aquí una historia que contiene una elevada enseñanza:

Era un monarca que estaba obsesionado por la seguridad de su vida. Ya no le bastaba con servirse de una guardia especial para ser protegido o con mantener un servicio de información especial sobre los que conformaban su corte para saber si había indicios de que alguno fuera a atentar contra él; ya no le era suficiente con que alguien probase los alimentos antes de que él los ingiriera para evitar envenenamientos ni que dos centinelas estuviesen apostados a la puerta de su aposento toda la noche. Necesitaba más y más seguridad y por eso consultaba a menudo a los astrólogos del reino. Un día, uno de los astrólogos, le dijo:

—Señor, siento ser portador de malos augurios, pero los planetas anuncian tu muerte de aquí a diez días.

Espantado, el rey se hizo construir un inaccesible bunker. La noche del día nueve, se hizo introducir en el bunker y ordenó que tapiasen la puerta y todas las ventanas. Dentro de la fortaleza se sintió seguro y respiró aliviado, pero de repente, con horror, descubrió que había una rendija en uno de los muros y pensó que por allí alguien podría arrojar fuego o algún veneno. Cogió una astilla y la colocó en la rendija, taponándola por completo. Eran las doce de la noche. No habiendo la menor ventilación posible, el monarca murió en las primeras horas del día décimo.

¿Dónde está la seguridad? Se puede ser precavido y hasta cierto punto uno puede y debe cuidarse y protegerse... pero sólo es posible hasta cierto punto, nada más. ¿Quién puede controlar todas las condiciones y circunstancias en un universo contingente, donde todo muda y nada dura? La búsqueda de seguridad es a veces como ese hombre que persigue su sombra frente a él y nunca puede atraparla. No es posible defenderse de todo; siempre puede haber un marido celoso que te toma por el amante de su esposa y te mata o un niño distraído que va alegremente con su patinete y te rompe la espina dorsal. ¿Quién puede preverlo todo si la vida es imprevisible y está siempre dispuesta a, en cualquier momento, llevarnos la contraria? Se pueden poner medios hábiles para obtener alguna seguridad, sólo alguna, pero la seguridad total no es posible ni dentro ni fuera de nosotros. ¿Estás seguro de cuáles van a ser tus sentimientos o estados de ánimo mañana? ¿Existe la absoluta convicción de que tu amante no te abandone o tu amigo no te traicione o tu enemigo no te salve la vida? Puede placernos o no, pero todo es transitorio, todo fluye y, por tanto nada permanece. Lo más seguro es lo que podamos crear dentro de nosotros, es decir, la paz y equilibrio que sepamos otorgarnos.

Hay un poema del *Ramayana* inspirador, pero que no debe apesadumbrarnos, sino, por el contrario, estimularnos a tomar la vida con un sentido de mayor desasimiento y plenitud:

> *Rodando sin tregua, noche y día,*
> *decaen las vidas de los mortales,*
> *al igual que los rayos ardientes del sol estival*
> *merman los siempre decrecientes arroyos.*
> *Cuando los hombres descansan en su hogar,*
> *la muerte reposa también a su lado.*
> *Cuando día tras día salen,*
> *la muerte va con ellos cuando vagan errantes;*
> *la muerte está con ellos cuando están en su hogar.*

Si nada es permanente y todo está marcado por el ineludible signo de la inestabilidad, ¿dónde, salvo dentro de uno mismo, puede haber real seguridad? Cuando la percepción se esclarece y se hace penetrativa, liberándose de engaños e ilusiones y pudiendo ver el modo final de ser de todos los fenómenos, uno aprehende con sobrecogedora pero formativa lucidez que todo está en continuo movimiento y que, por tanto, la idea de seguridad total es una sola idea. Se desarrolla entonces una sabiduría muy especial, la de la inseguridad, que no nos paraliza o apesadumbra, sino que al contrario nos hace más abiertos, fluidos, desasidos, naturales y vitales. Superamos esa demanda excesiva e irracional de seguridad y sin asumir riesgos innecesarios, nos deslizamos por el imprevisible río de la vida con la sabiduría de la inseguridad, sin autodefensas que de nada nos defienden, sin parapetos que lo único que hacen es limitar nuestros movimientos. Se potencia el sentimiento y la grandeza del momento y se entiende que el verdadero dominio es el que se ejerce sobre uno mismo y que no hay nada más seguro que la paz que uno pueda ir haciendo dentro de sí, que nos permitirá afrontar con más equilibrio y mente firme las vicisitudes. Y es entonces, curiosamente, cuando uno está más seguro y, también, cuando más seguro uno se siente.

33. Sentido de la responsabilidad

En tanto no maduramos y se va completando nuestro proceso de evolución, el yo infantil se perpetúa en nosotros, con sus pueriles tendencias a desplazar la responsabilidad a los otros y negarse a asumir la propia. Se puede incurrir en el extremo de una absoluta irresponsabilidad como en el del deber compulsivo, siendo ambas actitudes inarmónicas, porque la irresponsabilidad conduce a la negligencia, la tendencia a culpabilizar a los otros, la desidia y la inercia neurótica, pero el sentimiento de deber exacerbado sofoca las genuinas tendencias de inclinaciones y la persona no actúa porque quiere o porque hace lo que cree oportuno, sino condicionada por esas fuerzas inconscientes que le impelen y se le imponen, a veces a su pesar, generándole sentimientos de culpa o malestar o incluso de desprecio de sí si el deber no se cumple.

Nadie es responsable de los pensamientos que de modo mecánico anegan el espacio mental y que muchas veces no son precisamente laudables o encomiables; pero uno sí es responsable de las palabras y de los actos por acción o por omisión y, lo queramos o no, hemos de atenernos a las consecuencias de nuestros actos. Hay un adagio que reza: «Las consecuencias de nuestros actos nos siguen como la rueda de la carreta a la pezuña del buey.» Buda decía que de los actos que uno lleve a cabo, así heredará. Es signo de equilibrio mental y emocional asumir la responsabilidad de los actos y, cuando uno los considere impropios, tratar de poner los medios, actitudes y conductas apropiados para rectificar.

La persona muy inmadura habla y actúa muchas veces irreflexivamente, llevada por sus fragmentadas fuerzas interiores y por sus contradicciones psíquicas. Trata de escabullirse de la responsabilidad de sus actos, pero eso no es posible. Uno es responsable, adquiera o no esa responsabilidad. La persona madura se responsabiliza de ellos y reconociendo los fallos, si los hubiere, tiene así la oportunidad de reparar. No se trata de proceder armónica y adecuadamente por sentimiento de culpa o sentido del deber, sino como resultado de una reflexión lúcida y unos sentimientos nobles. Hay una gran diferencia en cuanto a calidad y cualidad anímicas entre la persona que acude, por ejemplo, a visitar a un amigo enfermo por sentido del deber o por el anhelo de visitarle y aliviar su aflicción o soledad. Uno también es responsable de lo que haga con su propia existencia y con su esfera anímica. La responsabilidad no debe basarse en el sentido de culpa, ni en el de deber u obligatoriedad, sino en el de la capacidad madura para saberse artífice y dueño de las propias palabras y actos. Todos podemos cometer errores, y no pocos, pero habrá que asumirlos aunque eso sea resquebrajar la imagen idealizada de uno mismo, lo que por otro lado es una estupenda manera de comenzar a conectar con la propia naturaleza y no con el yo idealizado. A nadie le gusta fracasar, reconocer sus faltas o cometer errores y no poder así mantener la imagen ni ante uno mismo ni ante los demás, pero es signo de mediocridad querer aparentar en lugar de ser; cuando una persona utiliza pretextos neuróticos nunca avanza ni un solo paso en la senda hacia la plenitud y la libertad interior.

Actuar sometidos por el sentimiento del deber, y no del querer o del creer o del ser, nos limita y nos roba nuestros más espontáneos recursos internos; a veces, cegado por ese condicionamiento del sentimiento del deber compulsivo o la culpa, uno puede asumir consecuencias que no son las propias o responsabilizarse de conductas ajenas o incluso sentirse culpable de aquello de lo que no es responsable. En todos estos casos puede surgir un innecesario y doloroso desprecio de sí, común en aquellas personas que, atenazadas por el sentimiento del deber, no pueden estar a la altura de las circunstancias; entonces se enfurecen, o experimentan hostilidad contra sí mismas o se sienten muy abatidas. Tan extremada y patológica es la actitud del que está dominado por su incontrolado sentido del deber excesivo como la del que para no asumir ningún tipo de responsabilidades recurre al autoengaño, al embuste, a culpar a los otros o a enmascarar la realidad.

El antídoto contra esos extremos es la consciente aceptación de la responsabilidad, aceptando las consecuencias de los actos y sabiendo, con humildad constructiva, rectificar cuando sea oportuno. Si uno recurre a autodefensas narcisistas, engaños, ocultamientos y pretextos falaces, no deja por ello de ser responsable de sus actos pero, al no querer asumir esa responsabilidad, pierde la preciosa oportunidad de evolucionar y madurar. Hay un adagio que reza: «Y por mucho que uno cierre los ojos, la luna sigue reflejándose en las aguas del lago.» En la vía del desarrollo de sí hay que tener los ojos muy abiertos. Puede ser que veamos muchas cosas de nosotros que no nos gusten y que no se aproximen siquiera a la imagen que querríamos dar o darnos, pero es la forma de ir emancipándonos interiormente y obteniendo mayor libertad interior.

34. *Capacidad de rectificación*

El sentimiento de culpa no es más, muchas veces, que un pretexto para no asumir nuestras responsabilidades ni la autoría de nuestros actos. El arrepentimiento es a menudo una escaramuza o ardid del ego para no verse a uno tal cual es, y encontrar un modo falaz de restablecer nuestra imagen idealizada o de aliviar nuestra pesadumbre por haber procedido incorrectamente. Pero ese arrepentimiento casi nunca va seguido de un cambio verdadero de actitud, y cuando la vida nos da la oportunidad de reparar, tampoco lo hacemos y luego volvemos a nuestros subterfugios, a hundirnos neuróticamente en nuestros arrepentimientos. El verdadero arrepentimiento es el que se convierte en un acto de conciencia que nos hace asumir nuestros actos y sus consecuencias, nos hace ver hasta qué punto nuestro comportamiento no fue el correcto, indicándonos así que tenemos que cambiar nuestra actitud y proceder, con lo que, si hay ocasión para ello, realmente corregiremos nuestra conducta y rectificaremos nuestros errores o evitaremos cometer otros.

Un ser humano comete toda suerte de equivocaciones. Lo importante es darse cuenta de ellas para evitarlas. Mediante la autovigilancia consciente, seremos más reflexivos para saber cómo actuar o dejar de hacerlo y, sobre todo, nos responsabilizaremos de nuestras acciones y aprenderemos la formidable lección de rectificar cuando sea necesario. Ésa es la actitud madura y consecuente, nacida de la lucidez y la comprensión clara; pero la persona inmadura se refugia en el arrepentimiento falaz o tiende a culpabilizarse o a culpabilizar a los demás y no modifica su actitud ni su conducta. Sin embargo, una posición así tiene sus riesgos psicológicos y puede ser causa de que la persona no pueda evitar el desprecio de sí misma o el desdén de su propia conducta, con lo que la autovaloración se verá muy resentida y menoscabada. El sentimiento de culpa es una «solución» falsa y peligrosa, que no se basa en la reflexión madura sino en impulsos neuróticos por restituir ante nosotros mismos nuestra propia imagen idealizada; el problema es que, como esa actitud no conlleva ningún tipo de cambio real, la persona se valora cada vez menos ante sí misma, lo que puede dar lugar al abatimiento, la apatía o la inercia crónica. Rectificar no es sólo de sabios sino de sensatos; la rectificación consciente y saturada de humildad es signo de salud psíquica. Llenándose de inútiles sentimientos de culpa que no contribuyen a que se produzca un cambio interior, la persona no hace más que desencantarse de sí misma, aunque sea en el inconsciente, y terminar por amargarse. Puede, con todo tipo de ladinos ardides, tratar de recomponer su imagen ante sí mismo durante un tiempo, pero no indefinidamente; además, es muy difícil dejar de escuchar de modo sistemático la voz del yo interior.

  La vida es una suma de errores y de crisis, pero tanto de unos como de otros podemos aprender y ayudarnos mediante ese aprendizaje para mejorar e ir saneando nuestras emociones y equilibrando nuestra personalidad. Los pretextos, sean conscientes o inconscientes, son un freno muy grave en la senda hacia la conquista del yo real y la libertad interior. ¡Cuánto más maduro y noble es ejercitarnos en la actitud de rectificar y corregir cuando sea necesario, reconociendo que porque somos humanos cometemos errores, pero que esos mismos errores, asumidos con madurez, nos ayudarán a trabajar para obtener lo mejor de nosotros mismos y poderlo compartir con los demás!

35. Comprensión

¿Quieres relacionarte con las personas como son o como te empeñas en que sean? ¿Quieres comunicarte con personas reales, que son ellas mismas y tienen su propia idiosincrasia, o con personas inventadas por ti o que sigan fielmente el guión que tú les escribas? Todos tendríamos que hacernos conscientemente este tipo de preguntas, para ser menos intolerantes y más permisivos. Nosotros, que podemos llegar a ser tan autocomplacientes, ¡hasta qué grado podemos mostrarnos implacables con los demás! Nosotros, que tanto gustamos de alimentar nuestra autoindulgencia con toda suerte de pretextos y justificaciones, ¡hasta qué punto podemos ser severos en los juicios sobre los otros!

Hay una tendencia en el ser humano a recriminar y culpabilizar a los otros, a hacerles cargos y reproches. A veces lo hacemos por impulso mecánico, otras por aliviar nuestra responsabilidad o desplazarla, a veces por hábito o incluso por herirlos. Nos podemos llegar a sentir muy frustrados cuando los otros no cumplen nuestras expectativas o no encajan en nuestros modelos; entonces está pronto a saltar fácilmente el reproche y surge el resentimiento. Todo ello es por ausencia de aceptación de las personas como son y de comprensión, como si quisiéramos que nuestros semejantes carecieran de su identidad propia y resultasen de acuerdo a nuestros patrones, deseos o expectativas.

Ponerse en el lugar de los otros es un ejercicio que nos enriquece emocionalmente y nos hace comprender a los demás, aceptarlos y asumirlos, sin bombardearlos con nuestras exigencias y reproches, que muchas veces no son más que el resultado de nuestras carencias afectivas que nos ciegan de tal modo que nos llevan a pensar, erróneamente, que los demás deben resolvérnoslas, cuando es uno mismo el que tiene que hacer un trabajo interior para irlas superando.

Cuanto más desarrollamos el entendimiento sobre otra persona, mejor la comprendemos y más la aceptaremos y evitaremos extraviarnos en todo tipo de reproches, pero si de verdad una persona lesiona nuestros intereses y es la responsable de ello, tenemos que revisar con lucidez y firmeza esa relación para modificar su carácter, pues no es raro que nos pongamos al alcance de personas que nos lesionan mientras nosotros, en lugar de protegernos de ellas, nos limitamos a culparlas sin hacer nada por cambiar esa relación nociva.

Toda relación, para que pueda establecerse con vínculos afectivos sanos y más perdurables, debe basarse en la recíproca cooperación y mutua comprensión y tolerancia; hay que evitar contaminaciones que la desbaraten o perjudiquen, como los reproches, exigencias desmesuradas y acusaciones. Cuanto más madura es una persona, más se acepta a sí misma y acepta a los otros y ni tiene necesidad de insuflar su propia imagen idealizada ni la de los demás. No basa, pues, la relación en expectativas irrealizables y, por tanto, no hay lugar para el desencanto, el abatimiento y las recriminaciones. También el autoconocimiento nos permite conocer mejor a los otros y al conocerlos podemos incorporarlos a nuestra vida o no, pero si lo hacemos, será desde la comunicación franca y el genuino afecto. Ninguna relación puede florecer hermosa y consistente desde los sentimientos de culpa o las recriminaciones, los sentimientos de deber o los reproches.

36. *Visión penetrativa*

Si sólo vemos la superficie de aquello en lo que enfocamos la visión, vemos superficialmente; si tan sólo obtenemos un entendimiento de lo externo, nuestro entendimiento es de superficie, o sea, superficial. Una mirada a la superficie no revela lo que hay detrás de ella; es una mirada o entendimiento parcial, que se estrella contra la superficie misma y, al no penetrar, no puede saber lo que hay más allá. Lo superficial es distinto —aunque a veces se complemente— de lo esencial, como lo insustancial lo es de lo sustancial o lo banal y trivial de lo importante y significativo. Si sólo vemos un lado de la luna, nuestro conocimiento de la luna es muy parcial y superficial y puede inducir a error o a interpretaciones inexactas. La visión endeble y superficial no penetra el barniz de las cosas y se satisface con las apariencias, pero las apariencias no son lo real, las vestimentas no son la persona que las lleva. El pensamiento superficial no es esclarecedor ni está capacitado para dilucidar y responder. Carece de profundidad y, por tanto, de destellos de sabiduría.

Cuando la visión es superficial y frágil, lo que vemos o entendemos está coloreado por juicios, prejuicios, suposiciones, creencias o interpretaciones. No vemos lo que es, pero creemos verlo, lo que aún es más grave, como la persona que ve reflejados los rayos del sol en el agua y cree que es el sol. Cuando el entendimiento es superficial está más supeditado al error, la distorsión y las interpretaciones falaces. Hay engaño y autoengaño. Si uno ve lo que es fuera de sí, cuánto menos dentro de sí.

Del entendimiento erróneo sólo surge conocimiento equivocado y conductas inadecuadas. Si el entendimiento no es correcto, no puede haber lucidez mental y se seguirán abonando las zonas oscuras de la mente. ¡Cuántas veces vemos lo que queremos, tememos o suponemos ver!

En la mente humana se da un fenómeno curioso, y no por ello menos nocivo. Hay una «neblina» que nos aturde con las apariencias y que nos engatusa con lo ilusorio, impidiéndonos ver en lo profundo y esencial. A causa de esa neblina, tomamos lo que no es como es y viceversa, y ponemos nuestra energía en lo trivial, incluso mezquino, y no en lo esencial. Viendo las cuentas del collar, no apreciamos el hilo que las inserta; mirando los fotogramas de la película, nos pasa desapercibida la pantalla. Son sólo símiles, pero que indican cómo opera la visión superficial que, a su vez, genera ofuscación, desconcierto y necedad.

Hay un tipo de visión especial que los sabios han denominado de diferentes maneras. Patanjali, el gran sabio del yoga, la llamaba «visión pura» y Buda la denominaba «visión cabal». Es la visión que ve en lo profundo de manera global o total y puede obtener un conocimiento extraordinario y liberador. Esa visión cabal reporta una comprensión muy profunda y esclarecedora y, por supuesto, sabiduría. Para que esa visión especial y penetrativa, cargada de sabiduría, sea posible, la persona tiene que aprender a dominar sus pensamientos, activar su atención, intensificar su conciencia, liberarse de impedimentos mentales, sanear y reorganizar su subconsciente, esclarecer la percepción y purificar el discernimiento. Con la visión penetrativa muchas veces lo que parecía ser, deja de ser y lo que no parecía ser, es. Ya no hay distorsión de entendimiento y cesa la confusión y la ofuscación y, por tanto, la avidez, el odio y otras zonas oscuras de la mente.

El conocimiento ordinario es muy limitado y limitador. Hay otro tipo de conocimiento, que los yoguis han llamado «supramental» o «supracotidiano», que aporta una visión muy distinta de lo creado y lo constituido. Ese conocimiento no tiene nada que ver con las ordinarias categorías mentales o los pares de opuestos (frío-calor, amargo-dulce) y desencadena sabiduría y compasión. Se penetra hasta el núcleo mismo o última realidad de los fenómenos, que se aprecian con esa mente «supraconsciente» de una manera muy distinta a la que reporta la mente común, que se pierde en abstracciones, mediciones y conceptos. La mente ordinaria es limitada y juega un papel en su nivel, pero no puede abrirnos horizontes en otros estadios. Se requiere otro tipo de percepción y de entendimiento, que viene dado con el cultivo metódico y el desarrollo de la visión cabal, y nos permite distinguir entre lo aparente y lo esencial, lo puro y lo impuro, lo correcto y lo incorrecto, lo trascendental y lo banal. Para ello la mente tiene que verse libre de muchos oscurecimientos y de ahí que el *Yoga Vasishtha* indique: «La débil luz de la razón se ve eclipsada por las sombrías nubes de las pasiones y codicias. ¿Cómo puedo, pues, distinguir entre lo justo y lo falso?»

Del mismo modo que la araña queda prendida en la tela que teje, uno, mientras no surge la visión liberadora, está prendido en sus distorsiones mentales y errores básicos de la mente, desconociendo la realidad que se oculta tras las apariencias y prestando atención a lo insustancial y no a lo sustancial. Así nos enredamos en boberías, mezquindades, apegos absurdos, enfados y preocupaciones. Lo mejor de nosotros se pierde en banalidades, en tanto se vive de espaldas a lo más relevante. Desde la oscuridad de la mente vamos añadiendo atadura sobre atadura, en lugar de liberarnos de terribles o superficiales ligaduras y grilletes. Le damos un carácter de esencial a lo superfluo y un carácter de sustancial a lo insustancial, y no vivimos guiados por la mente clara, sino por esos errores básicos de la mente que tanto daño nos hacen a nosotros mismos y a los demás. El autoengaño y la ilusión, debidos a la oscuridad mental y la superficialidad de visión, nos amarran a la ilusión de un ego permanente y a todos nuestros peligrosos autoengaños. Muchas veces no vemos porque no queremos ver; otras porque estamos condicionados por esquemas, patrones y prejuicios; muchas porque es más fácil dejarse llevar por las apariencias y opiniones manidas. Es cierto que la visión clara puede ser hiriente, pero nos ayuda a crecer y desarrollarnos; a veces, tal como va el mundo y como vamos cada uno de nosotros, puede ser muy dolorosa, hasta apocalíptica, pero es el modo de modificar muchas de nuestras neuróticas actitudes. Mediante la visión correcta sabremos determinar lo que procede o no, y cuándo hay que actuar o abstenerse de hacerlo. Esa visión especial o supramundana nos conecta con la última realidad y nos libera de muchas opiniones erróneas, modelos y condicionamientos. Como el fuego derrite la escoria, esa visión funde los errores básicos de la mente y procura un conocimiento realmente transformador. Ese tipo de visión nos permite comprender la vida en sí misma y lo que es perjudicial o beneficioso para nosotros y para los demás, y nos hace actuar de manera más diestra, ecuánime y compasiva.

Para disipar los oscurecimientos de la mente y desencadenar la visión penetrativa y cabal, surgió la práctica de la meditación. Cuando se producen vislumbres de esta visión liberadora, la persona goza (no diré padece) de una serie de crisis que sacuden su universo interior, cuestionan su anterior psicología y le hacen emprender otro modo de pensar, vivir y sentir. Aunque al principio resulta dolorosa, es esta visión la que nos va liberando de las raíces de la ofuscación, la avidez y el odio y, por tanto, del sufrimiento de la mente. Todos los maestros, ya desde la más remota antigüedad, insisten que esta visión liberadora sólo se gana mediante el desapego, el esfuerzo bien dirigido, la intención pura y el adecuado ejercicio psico-ético-espiritual. Esa visión no viene dada por el conocimiento ordinario ni la erudición. En el *Kularnava Tantra* podemos leer: «Ciego a la verdad de su interior, el necio se pierde en los textos como un estúpido pastor que busca al macho cabrío cuando ya ha vuelto al redil. El conocimiento verbal no basta para disipar la ignorancia del mundo, igual que la oscuridad no puede desvanecerse sólo por el hecho de hablar de una lamparilla de aceite.» Por su parte, Ramakrisna, decía: «Los llamados eruditos son grandilocuentes. Hablan de Brahman, de Dios, del Absoluto, del Gnana-yoga, de filosofía, de teología y cosas por el estilo. Pero son muy pocos entre ellos los que han realizado las cosas de que hablan.» No se gana la paz interior con abstracciones metafísicas y filosóficas; no brota la visión de lo que es de forma accidental o gratuita; no se revelan los fenómenos en su último modo de ser si no trabajamos para eliminar los oscurecimientos de la mente y para lograr que la visión se ejecute no desde el ego o la mente superficial, sino desde el ser.

37. Apreciación justa

Las esperanzas puestas en conseguir algo y la confianza de poder lograrlo son magníficas porque nos ayudan, si enfocamos bien la cuestión, a movilizarnos con diligencia para cumplir nuestros objetivos; pero las expectativas desmesuradas o, peor aún, irrealizables, nos causan mucha ansiedad y, por otro lado, al no cumplirse, nos provocan abatimiento o depresión. Por otro lado, cuando una persona está concentrada sólo en sus expectativas, no aprecia lo que es a cada momento y está siempre proyectada hacia un futuro incierto, lo que puede provocar agitación mental y angustia psíquica.

Se requiere una excepcional madurez psíquica y mucha generosidad para poder decir como aquel maestro que aseveró: «Sólo espero lo que ocurre.» La mayoría de las personas requieren ilusiones, esperanzas y algún tipo de expectativa, pero cuando esa tendencia es desmesurada no se vive ni aprecia lo que es a cada momento y se corre el riesgo de no estar más que con el pensamiento puesto en lo que pueda suceder, suponiendo, además, que lo que pueda suceder será mejor, cuando lo mejor es el hecho que está ocurriendo en el momento, porque es el real, el que nos enseña y el único que podemos absorber, toda vez que pasado y futuro son inexistentes y el presente es esa nube fugaz que tenemos que tratar de aprehender.

Cuando una persona está más equilibrada y satisfecha, encuentra motivo de agrado y, desde luego, de aprendizaje, a cada momento. Las carencias internas, el descontento anímico, la insatisfacción profunda, la capacidad para apreciar en su justo valor lo que es en el aquí y ahora, provocan ese sentimiento de expectativa y urgencia del futuro. Por estar en lo otro, no se está en esto. Así es la mente y sabio es el adagio que reza. «Siempre la hierba del jardín del vecino nos parece más verde.»

Está bien ser razonablemente previsor, pero en última instancia la vida es imprevisible; nos procura energía y vitalidad, las esperanzas e ilusiones en poder mejorar y obtener situaciones y circunstancias más placenteras, pero no hay que poner tanto énfasis en el después que no se aprecie el aquí y el ahora. Este momento es el mejor momento, porque es el que tenemos, aunque estemos barriendo el patio del jardín o lavando los platos. Cada momento cuenta y tiene su gran peso específico cuando la mente se centra en él y aprecia justamente lo que se está viviendo y experimentando. La experiencia del momento es mucho más válida y fiable que la idea del futuro. Por pensar en el futuro, muchas personas nunca viven el instante, es decir, nunca viven su vida de cada momento, sin ser conscientes de que las ideas y expectativas han usurpado el lugar de la realidad.

Un modo muy ladino de huir del presente es dejar que la mente siempre esté en el después; una forma muy engañosa de escapar a cada momento es enredarse en las continuadas expectativas. ¿Cómo puede así apreciarse cada instante, proseguir en el aprendizaje existencial y madurar? No es fácil, como aconsejan los maestros vivir de instante en instante y a cada momento tomar y dejar, estrenando así la mente y cuidando de que no deje de abrirse como un pimpollo en primavera; pero puede uno ejercitar la atención en el presente y estar más emancipado del pasado y del futuro. Cada situación tiene su propia enseñanza, incluso su propia gloria, y todo nos puede ayudar a progresar interiormente. De las cientos de historias milenarias que he ido reuniendo en estos años, hay una que me parece especialmente significativa y hermosa:

> Un anciano llama a las puertas de un monasterio. Anhela pasar el resto de su vida dedicado a la búsqueda de la sabi-

duría y la paz interior. Les ruega a los monjes que le permitan quedarse con ellos. Los monjes se dan cuenta de que es un buen hombre, pero tan ignorante que no está preparado para leer y menos para entender las escrituras, ni siquiera para comprender el significado de las ceremonias. Como comprueban que su deseo es sincero, deciden, para no desairarlo, abrirle las puertas del monasterio y le dicen que se entregue al cuidado diario del patio. Pasan las semanas y los monjes comienzan a comprobar, asombrados, que cada día el hombre tiene una mirada más reveladora, un talante más calmado y que de toda su persona exhala una gran serenidad. ¿Cómo es posible que ese hombre esté evolucionando mucho más rápidamente que ellos? ¿Tendrá algún secreto? Si es así, quieren sacárselo.

—Buen hombre, cada día te vemos más evolucionado espiritualmente. ¿Tienes algún secreto que no te importe compartir con nosotros?

—Ningún secreto —replica humildemente el anciano—. Lo único que hago es poner todo mi empeño, mi atención y mi mayor esmero en barrer todos los días el patio. No hay nada que me absorba tanto ni haga con tanta dedicación y, además, de vez en cuando pienso que al barrer el patio, también estoy barriendo la basura de mi mente: odio, celos, codicia, envidia... La verdad es que he convertido el barrer el patio en mi liturgia.

Cuando una persona se siente mejor en sí misma, no necesita estar siempre evocando el pasado o idealizando el futuro. Tiene una envidiable capacidad para disfrutar de las cosas, aun de las aparentemente más sencillas o pequeñas; goza con la relación humana aceptando a las personas como son, sin hacerlas diana de sus expectativas y como sus expectativas no son nunca desmesuradas o inmaduras, no hay lugar para la decepción, el resentimiento ni la melancolía.

38. *Armonía*

Toda persona sensible anhela la armonía, tanto en el exterior como en su propio universo interno. La armonía conlleva contento interno, satisfacción anímica, sosiego espiritual y visión equilibrada. Es el bálsamo para la vida psíquica y la relación humana, pero además es una profundísima e inefable vivencia de integración o unidad. Fortalece la amistad, la relación entre todas las criaturas, el buen entendimiento y la concordia. La armonía representa una adecuada concordancia, una interrelación perfecta entre las partes, una idónea simetría y avenencia. La armonía evita los malos entendidos y suaviza todos los actos y palabras, une en lugar de desunir, integra en vez de fragmentar, alimenta acuerdos y no desacuerdos, revitaliza el ánimo, actualiza las mejores potencias de belleza, amor y afecto. La armonía evita conflictos, fricciones y tensiones; facilita todos los acuerdos, vínculos y lazos. No disgrega, sino que reúne; no divide, sino que une. Es precisión, elegancia, unidad. Si hubiera armonía entre los seres humanos, todo sería bien diferente y no habría conflictos sociales, extremas desigualdades y hostilidad. Si hubiera armonía con uno mismo, no habría obsesiones, neurosis y compulsión. Si hubiera armonía entre el cuerpo y la mente, la organización psicosomática funcionaría mucho más equilibradamente y se prevendrían muchos desórdenes psicosomáticos. Si hubiera armonía se mejoraría el sentimiento de fraternidad entre las personas y las relaciones afectivas estarían establecidas en vínculos sanos y cooperantes.

La armonía es un espacio de quietud entre la exaltación

y el abatimiento, la euforia y la depresión. Pero es más, es la bisagra de conciliación entre los pares de opuestos, las dualidades existenciales y las fuerzas complementarias del cosmos. Es consonancia perfecta y es orden. Si algo necesita la mente humana, tan desordenada, es orden, equilibrio. Cuando en la mente hay desorden, las palabras y los actos son desordenados, feos, incluso grotescos; cuando hay orden o armonía, son equilibrados, hermosos, inspiradores. La armonía crea la combinación idónea, sin fricciones. Es también, como actitud mental, unidad y ecuanimidad, facilita un ánimo sosegado y una visión equilibrada, un comportamiento apacible y un proceder impecable.

Se puede hacer referencia a la armonía en el arte y sus diferentes ramas, en la música e incluso en las matemáticas, pero también a la armonía psicosomática (consonancia adecuada de los procesos físicos, mentales y energéticos) y a la armonía psíquica. La armonía psíquica representa el equilibrio de las fuerzas psíquicas, más allá de estridentes contradicciones, ambivalencias, tendencias neuróticas, conflictos internos y fragmentación psíquica. Para hacer posible esta armonía la persona, en la mayoría de los casos, tendrá que llevar a cabo un consistente trabajo de autoconocimiento y superación para dominar los elementos psíquicos discordantes y estabilizar la psiquis y las emociones, lo que se va consiguiendo en la medida en que la persona va madurando gracias al descubrimiento de sí misma, la transformación de la conciencia, el desarrollo de sí y la actualización de las mejores energías psíquicas, a menudo aletargadas o fragmentadas por el estado de falta de armonía psíquica. No hay ser humano que, con esfuerzo y motivación, no pueda avanzar con paso firme por la senda de la armonía interior.

39. Visión cabal

Cuando percibimos, podemos hacerlo parcialmente o con una visión más panorámica; más subjetivamente o más imparcialmente; más superficial o profundamente; con más juicios y prejuicios o con la mente más liberada de patrones y condicionamientos; más sujetos a la distorsión de la percepción y la interpretación o más libres de la misma; más sobre la base de supuestos, autoengaños y modelos o más libres de todo ello. Así la visión puede ser empañada y de corto alcance o despejada y profunda. El primer tipo de visión es portador de ignorancia y el segundo de sabiduría. Una origina ofuscación y nos impide contemplar o captar lo que es como tal, en tanto que la otra origina un entendimiento de orden superior y capacita a la persona para que aprehenda la naturaleza última de los fenómenos. Una visión confunde y esclaviza, pero la otra esclarece y libera. Por ello, en la senda de la iluminación de la mente, hay que ir consiguiendo esa visión cabal, es decir, justa y profunda, que nos otorgue el discernimiento claro que modifica todas nuestras actitudes y nos libera de los modelos de la mente que crean aflicción, desdicha y desorden.

Cuando la persona va estableciéndose en la visión cabal, ya no hay lugar para ver lo que uno quiere o teme ver, porque la visión está mucho más emancipada de los modelos de apego y odio. Su percepción no está tan sujeta a los aferramientos o aborrecimientos de la mente, ni a sus temores o suspicacias, y entonces el juicio es más claro y la comprensión más profunda. Hay una comprensión escueta —y no sobre la base de proyecciones, expectativas o suposiciones— del objetivo, los medios hábiles para aproximarse a él y las situaciones idóneas para servirse de esos medios; hay también una comprensión reveladora de las propias potencias internas y de cómo aplicarlas y, desde luego, una comprensión que podríamos llamar de la consciente y sabia adaptabilidad, que no-conformidad, que permite a la persona saber fluir con los acontecimientos evitando inútiles y desgarradoras resistencias, respetando y aprendiendo a aprovechar la dinámica de la vida. La razón deja de estar eclipsada por los velos de la reactividad, la imaginación y las tendencias de apego y aversión, pasión y odio. Sin perder la calma, se contempla el curso de los acontecimientos, sabiendo cuándo ingerir y cuándo dejar de hacerlo, pero en ningún caso con ansiedad o compulsión. La persona, al conocerse mejor gracias a esa visión cabal (no ejerciendo proyecciones sobre sí misma ni elaborando autoengaño tras autoengaño), también puede comenzar a dirigir sus reacciones emocionales y no ser una marioneta de las mismas. Va brotando la sabiduría interior que disipa los oscurecimientos de la mente y sus fatales consecuencias para uno mismo y para los demás. Al ceder muchos condicionamientos internos, la persona se siente mucho más emancipada e integrada.

Como podemos leer en los *Shivasutras*: «Mediante la conquista de lo ilusorio, se alcanza la realización suprema.» De esa visión cabal brota la ecuanimidad y la firmeza de mente y ánimo. También se recupera una visión de unidad de todo lo existente, más allá de las limitaciones del ego. Se eliminan las expectativas, ilusiones banales, proyecciones mentales y reacciones desmesuradas y se obtiene un sentido especial de la vida que otorga una paz inalterable, y así el sabio, como nos dice el *Adyatma-Ramayana*, sabe que «después del placer, el dolor; después del dolor, el placer. Las criaturas no pueden evadirse de ellos, como no pueden evadirse de la sucesión de los días y las noches». Con su visión cabal, los sabios «conscientes de que todo es solamente una ilusión, permanecen inmutables y no se entristecen ni se alegran por los acontecimientos desgraciados o felices». Pero no se trata de impasibilidad, sino del ánimo imperturbable y sereno que surge cuando se ha obtenido un entendimiento de orden superior que alcanza al modo final de ser de todos los fenómenos. La conquista de esa visión cabal, ya en el momento de obtener los primeros destellos de la misma, es como un «cataclismo» que cambia de raíz la mente y la va transformando y liberando de todos sus oscurecimientos, frenos y ataduras. Pero se requiere un gran trabajo sobre uno mismo, para saber, en palabras del *Yoga Vasishtha*, que «el mundo es un teatro de sortilegios procedente de la magia de la ilusión procedente de los fenómenos».

Cuando se gana la visión cabal, no sólo se superan todas las proyecciones que nos hacen ver lo que no es, sino que surge una manera muy distinta de percibir la realidad y a uno mismo que hace posible el verdadero desapego, el sosiego, la satisfacción interior y la compasión.

Las proyecciones tienen una capacidad hipnótica para adulterar la visión, la percepción, la cognición y, por tanto, condicionar nocivamente la conducta. La proyección se torna a menudo colectiva y entonces puede adquirir caracteres más alarmantes y menos inofensivos que los de la siguiente narración:

> Un yogui que vivía en una casita a las afueras del pueblo, salía al anochecer al campo y se sentaba a leer las escrituras junto a un candil, si bien antes había dejado una vela encendida sobre el suelo y a una corta distancia de sí mismo. Las gentes comenzaron a sentirse muy intrigadas por una escena que se repetía noche tras noche. ¿Qué misterioso significado tenía encender aquella vela a poca distancia del yogui? ¿Qué ritos estaba llevando a cabo ese hombre? ¿Era todo ello necesario para la recitación de algunos mantras secretos? ¿Se

trataba de una antigua ceremonia mágica? Todos conjeturaban y comenzaron a acudir a divisar al yogui desde lejos personas de otros pueblos. Cada uno emitía su particular opinión. Para unos era un gran mago; para otros un liberado viviente o iluminado; para otros era un chamán que se producía así el trance para entrar en contacto con los espíritus. Hubo opiniones para todos los gustos. Se formó entonces una comisión de personas dirigidas por el alcalde y acudieron a visitar al yogui para decirle:

—Señor, dinos, ¿a qué viene encender una vela a corta distancia de ti en tanto lees a la luz del candil? ¿Se trata de un rito mágico? ¿Es una práctica especial para dominar la mente? ¿Haces así un poderoso sortilegio? ¿Es un método de meditación?

El yogui sonrió entre comprensivo e irónico, y repuso:

—Coloco esa vela para que las polillas y mosquitos vayan hacia esa luz y no me perturben tanto a mí. Eso es todo, buena gente.

40. *Percepción correcta*

Los oscurecimientos de la mente, esos errores básicos a los que nos hemos referido en nuestra obra *Las zonas oscuras de tu mente*, tienen un poder tan extraordinario como nocivo para producir todo tipo de distorsiones en el juicio, el discernimiento, la percepción y la visión, deformando la realidad e incitándonos a entender ofuscadamente y proceder incorrectamente. Cuando la percepción es incorrecta, y tanto el razonamiento como la cognición se empañan, perdemos herramientas mentales que pueden ser de gran eficacia y ayuda. La percepción errónea, que distorsiona el juicio, da lugar a toda suerte de temores infundados, suspicacias, juicios erróneos, reacciones insensatas y conductas inadecuadas. Podemos incluso, por causa de la percepción errónea, llegar a ser muy injustos, parciales y desaprensivos. La percepción errónea es uno de los factores que genera ofuscación, malogra las relaciones humanas, activa muchas emociones negativas y se torna un escollo en la senda de la paz interior. Por el contrario, la percepción correcta, que es el antídoto de la distorsión, nos conduce a la actitud mental adecuada, al juicio certero y la visión más objetiva e imparcial, al desapego de puntos de vista y opiniones, a la superación de prejuicios y dogmatismos, la relación humana más genuina y la apertura de la mente y del corazón.

Para desarrollar la percepción correcta, podemos servirnos de:

- La práctica asidua de la meditación de percepción clara, que se sirve de ejercicios de percepción sin reacción, ni juicios ni prejuicios.
- El cultivo metódico de la atención y el ejercicio de la concentración.
- La reflexión consciente.
- La autovigilancia para no dejarnos tomar por adoctrinamientos, prejuicios y patrones.
- La firme resolución de adiestrarnos en un entendimiento más profundo, claro y correcto.
- Las técnicas de apaciguamiento mental.
- El dominio de los pensamientos incontrolados.

41. *Aceptación de los sentimientos*

La urdimbre de autoengaños que es capaz de tejer el ser humano es de dimensiones colosales; los pretextos falaces y racionalizaciones a los que puede recurrir para ocultarse los hechos como son o justificarse, descargar su responsabilidad o evadirse son innumerables. Para no verse a sí mismo, no aceptar los propios sentimientos o huir de circunstancias y situaciones, el individuo puede servirse de los más variados subterfugios. Con tal de no dañar su imagen idealizada y tener que asumir, sin ambages, la propia responsabilidad, se sirve de los más diferentes enmascaramientos. Cuando el intelecto se pone al servicio de la ocultación y el autoengaño se torna asombrosamente hábil y es capaz de apoyarse en las más falaces y huecas «razones» para seguir manteniendo cueste lo que cueste los autoengaños y encontrar los más sofisticados subterfugios. Quizá así uno logre engañarse en lo aparente, pero no en lo profundo, porque el inconsciente es mucho más sabio de lo que creemos. Ese tipo de componendas se vuelven contra la persona, la frustran en su proceso de maduración y alimentan sus tendencias más neuróticas. Así no hay evolución posible y así tampoco se resuelven las contradicciones y los conflictos internos, que seguirán desgarrando, y cada vez en mayor grado, a la persona.

Demasiadas veces, para no querer asumir lo que es ni asumir nuestros deseos, inclinaciones, sentimientos o emociones, recurrimos a insustanciales argumentaciones para engañarnos a nosotros y a los demás, e incurrimos en racionalizaciones patológicas que tratan de enmascarar, justificar u ocultar. Pero aquello que no quiere verse, se fortalece, y lo que se trata de ocultar, se hace más evidente. Los enredos intelectualistas no solucionan el núcleo de caos y confusión de la persona, sino que lo intensifican.

Para superar el error básico de la mente que es la racionalización y el uso «perverso» del intelecto para justificar lo injustificable y mantener la burda burocracia del ego, no hay más remedio que tratar de enfrentarse a los acontecimientos como van viniendo, por un lado, sin querer disfrazarlos ni ocultarlos con banales interpretaciones intelectivas y, por otro, aceptar lúcida y conscientemente los sentimientos y emociones que broten en uno mismo, no negándolos ni enmascarándolos, sino viéndolos como son y tratando de potenciar los constructivos y de ir transformando o disipando los nocivos. La enfermedad no se desvanece porque una persona no quiera verla y genere una red de autoengaños y racionalizaciones a propósito de ella, sino viéndola, asumiéndola y poniendo todos los medios al alcance para poder superarla. La racionalización puede llegar a ser uno de los errores más perniciosos de la mente, porque amparándose en ella la persona se afirma en su inmadurez y justifica todo lo que resulta de ella, con lo que no pone los medios para modificarse y evolucionar.

La racionalización llega a utilizarse no sólo para enmascarar situaciones, circunstancias, sentimientos y emociones, sino también para justificar conductas perniciosas e incluso jactarse de ellas, siempre sobre la base de esa instrumentalización «perversa» de la razón. Una vez más la autovigilancia, el autoconocimiento, la firme determinación de madurez, la intrepidez para vivir para el ser y no para el ego o la imagen idealizada y el esfuerzo consciente y bien aplicado serán las claves para poder combatir un error básico de la mente mediante el cultivo de su opuesto. La racionalización debe ser superada mediante la aceptación consciente de uno mismo, la aceptación saludable de la responsabilidad, la capacidad para aprender de cualquier error o fracaso y el intento por corregir, reparar y mejorar. Buda señalaba que no conocía nada tan poderoso como el esfuerzo, ese esfuerzo, insuflado por la correcta aspiración y bien aplicado, que nos otorga la energía necesaria para llevar a cabo la revolución interior.

42. *Expansión*

En mi relato iniciático *El faquir* hay un pasaje que ha llamado mucho la atención del lector y le ha impresionado vivamente. Cuando el alambrista Suresh es desplazado del alambre por un vendaval y cae al suelo desde gran altura, no se revienta gracias a su capacidad para absorber mediante la elasticidad de cuerpo y de mente. Explica a su aprendiz: «Si no hubiera sido lo suficientemente poroso, me habría quebrado como el cristal. Toma nota de ello. Pero ten en cuenta que no me refiero a una porosidad física, sino psicológica.»

El antídoto de la rigidez es la flexibilidad. Pero no se trata sólo de la flexibilidad muscular, sino de la anímica. Una mente permeable, porosa, receptiva pero flexible, no se resiente ni se resiste inútilmente, sabe fluir, es dúctil y elástica, no se quiebra, no se conduele en exceso, no engendra innecesarios y desgarradores conflictos ni inútiles tensiones, sabe aceptar lo ineludible y está presta para modificar lo que para bien pueda modificarse; no se achicharra en sus ambivalencias y contradicciones ni agoniza en sus rígidos patrones y esquemas: sabe ver y comprender, vivir de acuerdo a las circunstancias, fluyendo sin crear nocivos diques o muros. Es una mente nueva porque a cada momento se renueva y no se enreda en la maraña de los recuerdos negativos o las divagaciones que tanta energía sustraen. Es una mente que no necesita parapetarse y que permanece abierta, en expansión, tomando y soltando, percibiendo a cada instante, plena y sensitiva, alerta y sosegada.

Una mente así es la que hay que ir ganando mediante el

cultivo de la atención pura, libre de juicios y prejuicios, condicionamientos y esquemas. Es muy intensa y vital, aquí y ahora, libre de las ideaciones automáticas, más afincada en la ecuanimidad y por tanto más libre de las inclinaciones compulsivas de aferramiento y aborrecimiento. Es una mente clara, como el cielo que permanece aunque los más densos nubarrones pasen por el mismo sin poder arrastrarlo. Ese tipo de mente se fractura menos, menos se agita y menos envejece. Florece a cada instante y da la bienvenida a lo que es, sin estar tanto en lo que pudo ser o debería ser. Es una mente que no pierde la conexión con el ser que esconde en sus profundidades y que, por tanto, no pierde su fuente de vitalidad ni su centro, por lo que no se deja abatir por las contrariedades. Una mente así es un gran regalo; es una mente amiga, que vive sin desgastarse, que no acumula tantos cachivaches psicológicos ni tanta frustración o resentimiento, que en su expansión está gozosa, más libre de máculas y magulladuras, capaz de reunificar sus mejores energías para seguir en el aprendizaje existencial. Son instructivas las palabras del *Yoga Vasishtha*: «Confiando en tu mente humana y tomando refugio en el estado que trasciende al sufrimiento, con firme determinación y sin temor alguno, alcanza la estabilidad.»

43. Interdependencia

El marco de las relaciones es un claro indicativo de la calidad psíquica de la persona y de su grado de madurez emocional. Así como uno siente, así se relaciona, y en el escenario de la relación siempre intervienen, más consciente o inconscientemente, nuestros estados anímicos y actitudes mentales. No se relaciona uno de la misma manera desde las tendencias neuróticas que desde las tendencias armónicas, desde el ego exacerbado que desde el ego controlado, desde la visión clara que desde las expectativas, desde la comprensión que desde la cerrazón. Cuando no hemos madurado lo suficiente y estamos condicionados por carencias emocionales y fisuras afectivas, tienden a surgir relaciones coloreadas por el afán de dominio, la hostilidad hacia los demás, la dependencia o docilidad morbosa, la simbiosis u otros modos de relación no lo bastante maduros ni equilibrados y que a menudo, aunque las personas que configuran esas relaciones no sean conscientes de ellos, juegan enrarecidas funciones psicológicas que no invitan al crecimiento interior y la libertad psíquica.

Toda relación sana debe basarse en una equilibrada interdependencia. Nadie puede ser totalmente independiente, pero tampoco debemos tornarnos dependientes y perder la conexión con nuestro propio ser, buscando en los demás luz prestada. La interdependencia se enriquece con la mutua ayuda, la armonía de actitudes y comportamientos, la sinceridad y el anhelo de compartir. La persona se valora a sí misma y valora a los otros; cuida de sí misma y cuida de los demás. La relación de interdependencia se basa en la madurez y no se celebra sólo desde el ego sino también desde el ser. Las personas interdependientes se reconocen en su justo valor y se aprecian, cooperan entre sí y se identifican unas con la alegría y el dolor de las otras, prestas a colaborar con generosidad. Como no hay tendencias neuróticas de dominio o de docilidad, la relación es de igualdad y no se sirve de autodefensas, exigencias o reproches, sino que es para la gratificación y la realización.

No son pocas las personas que tienen la asignatura pendiente de la relación fructífera y grata y que no son conscientes de la necesidad de reconocer la interdependencia y dejarse inspirar por esta hermosa realidad. Hay personas que se aíslan de los otros y no comparten sus emociones y sentimientos, encerrándose en su torre de marfil y viviendo de espaldas a las otras criaturas; las hay que ejercen sin reparos sus tendencias más sádicas y hostiles y se muestran despóticas y arrogantes, denigrando a los demás, menospreciándolos o incluso explotándolos; las hay también que, por su quebradiza estructura psíquica, propenden a depender de los otros y si se relacionan con una persona de marcadas tendencias de dominio, pueden entrar en situaciones de patológica docilidad. También hay quienes, por sus recíprocas carencias emocionales, se abocan a una hermética relación simbiótica que excluye a los demás. Todas estas situaciones afectivas son más o menos insanas y no se basan en una amable y enriquecedora interdependencia donde puedan aflorar lazos afectivos más veraces y sanos.

44. *Soledad creativa*

Nacemos solos, aunque nos ayuden a hacerlo o haya miles de personas en la sala en la que venimos al mundo; morimos solos, aunque muchas personas nos rodeen en el lecho o incluso mueran a la vez. Vivimos solos nuestra interioridad, aunque todas las noches durmamos con una persona o por el día estemos acompañados de los otros. La soledad forma parte de la vida, aunque pueda parecernos al desnudo un hecho sobrecogedor y que a algunos espanta. Pero hay diversos tipos de soledad (libremente asumida o que sentimos impuesta y a nuestro pesar) y también muchas y diversas reacciones ante la misma. Hay, sin embargo, que hacer una diferencia notable entre la soledad, el sentimiento de soledad y el sentimiento neurótico o desmesurado de soledad. La soledad no es tanto el problema como el sentimiento de soledad, máxime si es desorbitado. Hay personas que estando muy solas no sienten soledad; personas hay que estando siempre acompañadas o inmersas en la acción experimentan un gran sentimiento de soledad que no pueden superar y que incluso se expresa en sus sueños, que son el lenguaje del inconsciente. Ese sentimiento profundo de soledad es a veces un pariente cercano de la angustia existencial o deviene por fragmentación psíquica o carencias emocionales muy diversas. El sentimiento intenso de soledad puede afectar de tal modo a la persona que ésta no logre zafarse de él por mucho que esté con otros o eleve al máximo su coeficiente de actividad o recurra a toda suerte de estímulos para desviar la atención de ese sentimiento doloroso. Pero, en lo que se refiere al sentimiento de soledad, el tomar la vía de escape no hace otra cosa que intensificarlo y robustecerlo; es mucho más lenitivo y terapéutico ir asumiéndolo poco a poco y, sin escapar con subterfugios, tratar de irlo «atravesando».

En la soledad puede florecer un lado muy creativo de la persona y eclosionar potencias internas que estaban amortiguadas o aletargadas. La soledad nos ofrece la posibilidad de ser más nosotros mismos, sentirnos y vivirnos sin interferencias ni pantallas, y poder hacer de ella un medio para el desarrollo personal, la creatividad, la reflexión consciente o la práctica de una actividad artística.

Hay un tipo de sentimiento de soledad al que no quiero dejar de hacer referencia, por lo que tiene de singular y a veces de muy profundo. Lo he denominado desde hace muchos años soledad existencial, que puede llegar a ser muy lacerante anímicamente, pero que también se puede transformar en la senda hacia el autoconocimiento y la realización personal. Viene muchas veces acompañado por un sentimiento de tristeza profunda o desamparo y se produce en algunas personas al atardecer (aunque también a otras horas del día) y en lugares desnudos o silentes, como la naturaleza. La persona, al encontrarse consigo misma sin ningún tipo de barreras, experimenta ese sentimiento muy difuso, pero intenso, de soledad acompañado de tristeza o incluso angustia. Lo mejor es aprender a saborearlo y considerarlo como una oportunidad para estar más en conexión con el cosmos y con lo más profundo de uno mismo, superando así poco a poco la sensación de desvalimiento o incertidumbre que haya producido.

La soledad es un medio ideal para recuperar el silencio interior, acallando el incesante parloteo mental que nos impide vivirnos más desde adentro; en ese silencio interior podemos darnos un baño de nuestro propio ser y en unos minutos emerger más plenos y renovados.

45. *Aceptación de las personas como son*

No es fácil la relación humana, pero todos somos personas de relación y si fracasamos en la relación con los demás, podemos convertir nuestra vida en un fracaso. Todos somos interdependientes y deberíamos darnos cuenta de que formamos parte de una gran familia. Sin embargo, engendramos mucha hostilidad entre nosotros y tenemos no pocas dificultades en cultivar vínculos afectivos genuinos y estables.

¿Quién no acarrea algún tipo de carencia emocional o afectiva? Dado que es muy difícil que una persona haya crecido en un ambiente (familiar, escolar, cultural, social) plenamente armónico, todos, en la temprana edad (y máxime los niños con una especial sensibilidad o labilidad anímica), hemos sentido desvalimiento o nos hemos sentido desamparados o hemos interpretado no haber recibido todo el cariño tan anhelado; raro es el adolescente que no tiene ya heridas psíquicas o profundas contradicciones o ambivalencia de amor-odio, o padece frustraciones, traumas o inhibiciones. Así, en la psiquis hay muchos «huecos» o carencias, en unas personas más que en otras. Cuando se llega a la edad adulta, esas carencias pueden permanecer muy activas y dar lugar al afán compulsivo de ser considerado, querido, atendido, aprobado y afirmado.

El ego que no está lo bastante maduro se las arregla inconscientemente para apuntalarse y se siente muy temeroso de ser rechazado, descalificado o no suficientemente querido. También puede surgir una gran inestabilidad emocional o inseguridad afectiva, incluso con desprecio de uno mismo, que se compensará con actitudes de arrogancia, despotismo o vanidad. Esas carencias emocionales y afectivas pueden conducir a la persona a alimentar toda suerte de expectativas sobre los demás, que producirán gran decepción y amargura, incluso resentimiento, cuando no sean cumplimentadas. Otras personas, no asumiendo su propia responsabilidad existencial, necesitan supeditarse a los dictados del líder o adscribirse a grupos o grupúsculos, pues al no encontrar la luz propia, la piden, o incluso mendigan, en los otros. En lugar de ver y asumir a los demás como son y reconocerlos en su naturaleza real, muchas personas necesitan, para compensar sus carencias e incapaces de establecerse en su «centro», crear ídolos y poner su «centro» en el «centro» de la persona idolatrada. Cuando la persona idolatrada no está a la altura de la que idolatra, éste se siente muy decepcionado e implacablemente crítico. El que idolatra no ama ni acepta a la persona del idolatrado, sino que crea un holograma que no podría resistir un minuto a la equilibrada crítica o visión justa de una persona madura. El amor nunca se halla en los que se empeñan en elevar a las otros personas a dimensiones superiores, porque el amor se basa en sentimientos y no en ideas nacidas de la ofuscación, la debilidad psíquica o la perturbación emocional. El que tiene esta necesidad no ve a los otros como son, sino como quiere o teme que sean. Como la persona no se tiene en gran aprecio ni está llena de sí misma, necesita líderes e ídolos. No es así, ni mucho menos, con el que ha madurado y ha ido suturando sus heridas anímicas y superando sus carencias afectivas, llenando de sí mismo (porque no se puede hacer de otra persona) sus «huecos» internos. La persona madura no necesita idolatrar para amar y por eso, precisamente, es capaz de amar desde la aceptación y reconociendo a los demás como son y no como querría que fueran.

El que idolatra no hace otra cosa que tratar de compensar su yo idealizado (a la altura del cual no puede estar) poniéndolo en la persona idolatrada, a la que es incapaz siquiera de reconocer como persona, porque sólo toma de ella aquello que le ayuda a mantener sus ilusiones sobre la misma. Sin embargo, la persona que va psicológicamente madurando ya no necesita filtrar a los demás a través de ilusiones y tomar parcialmente sólo un lado de ellos, sino que los ve con más amplitud, los reconoce, los acepta y los quiere con sus grandezas y sus defectos. No es necesario hacer de las otras personas un espejismo ni convertirlas en la piedra angular de las propias expectativas ni tenerlas como padres o madres idealizadas que a veces cumplen la función inconsciente de restituir figuras paternas. La persona madura se empeña en descubrir y conocer a los demás como son y cuanto más los conoce más los quiere, pudiendo así desarrollar ese amor de orden más elevado que es el amor del alma o «almor».

Toda persona desea ser querida y apreciada. Es muy humano; pero para superar carencias emocionales y saber relacionarse con los demás desde la igualdad, la interdependencia y la madurez, hay que ejercitarse en amar más que en pedir amor, en considerar más que en desear ser considerado, atender necesidades ajenas más desinteresadamente y vigilarse para no dejarse arrastrar por las necesidades compulsivas del ego en afirmarse y apuntalarse. También hay que aprender a aceptarse a uno mismo y a los demás, no dando lugar a la intolerancia sobre uno mismo o los otros y evitando incurrir en conductas tanto idolátricas como de menosprecio o prepotencia. Una vez más se impone el entendimiento correcto y la autocrítica saludable para corregir aquellas actitudes que no permiten una relación humana fructífera y cooperante.

46. *Seguridad en uno mismo*

La seguridad en uno mismo es el antídoto de la susceptibilidad, que tanto nos puede lastimar psíquicamente y que nos roba tranquilidad y perturba las relaciones humanas. La seguridad en uno mismo no nace sólo porque uno sea más o menos eficiente o brillante en una situación o disciplina, toda vez que nadie puede serlo en todas las circunstancias, sino que es un sentimiento de confianza que surge en sí mismo y que es, pues, muy subjetivo, de modo tal que una persona mucho menos capacitada que otra puede, sin embargo, sentirse más segura y confiada que la que lo está mucho más. Este sentimiento es espontáneo y a la vez se puede trabajar y afianzar.

Muchas personas carecen de seguridad en sí mismas por su escasa autovaloración, que puede haberse producido, muy a menudo es así, porque las figuras paternas, u otras destacadas en la vida de la persona durante su infancia, no supieron afianzarla o incluso la menospreciaron. El niño en tal caso no encontró el apoyo suficiente para que su autovaloración fuera equilibrada y al llegar a la edad de adulto, su ego, debilitado, siente a menudo desconfianza o incluso se siente amenazado y reacciona con susceptibilidad, suspicacia y otras autodefensas que muchas veces la persona misma no puede evitar o corregir por mucho que se lo proponga.

Hay que entender que la seguridad en uno mismo no viene de fuera, sino de dentro, y que es una vivencia o sentimiento que nos ayuda a sentirnos mucho mejor y a desarrollar confianza en nuestros potenciales internos y en nuestras posibilidades de adecuada reacción cuando lo requieran las circunstancias. Muchas veces la ausencia de seguridad en uno mismo se produce por culpa de un pensamiento inseguro o de la imaginación descontrolada, dándose el caso de que cuando la persona necesita sentirse segura en una situación concreta, operan perfectamente sus recursos internos y se comporta con el mayor aplomo, quedándose ella misma sorprendida de su reacción.

Ganaremos en seguridad interior en la medida en que maduremos, de modo que nuestro ego se fortalezca en su justa medida y se integre, pero no se envanezca, ya que también la vanidad, el despotismo, la soberbia, el temperamento adusto y la arrogancia son signos claros de personas inseguras que tienen que parapetarse en estas actitudes, acorazando así su personalidad. La persona realmente segura es cordial, abierta, afectiva, distendida; no requiere de autodefensas narcisistas ni atrincheramientos psíquicos de ningún orden. Cuando hay seguridad en uno mismo hay mayor disponibilidad para reponerse ante las adversidades y menos posibilidades de pesadumbre o abatimiento si surgen contrariedades o vicisitudes, porque uno dispone de su propia fuerza interior, que tanto nos puede ayudar en la vida aun en las circunstancias más adversas. La seguridad en uno mismo no es ni mucho menos prepotencia y quien es verdaderamente seguro nunca se envanece ni alardea de ello. Es confianza en esa fuerza interior y en nuestra propia persona para poder ayudarnos y ayudar, y nace del sentimiento interno de unidad, una equilibrada autovaloración, el entendimiento claro de que todo ser humano es rico en posibilidades aunque muchas veces se pueda errar y fracasar (y aprender así de errores y fracasos, rectificando por un lado y sobreponiéndose por otro), la humildad y la aceptación de uno mismo, con sus capacidades y sus limitaciones de ser humano.

47. Saber relativizar

En última instancia todo se experimenta en el escenario de la mente. Recibimos un estímulo al que sigue la respuesta de la mente. De esta forma, lo que a unos tanto afecta, a otros puede dejar indiferentes. La mente, dependiendo de la actitud de su poseedor, acentúa o atenúa, amplifica o mitiga. Ante el mismo acontecimiento, una mente lo dramatiza y otra lo relativiza.

Es signo de equilibrio mental saber relativizar, lo que no quiere decir, en absoluto, minimizar una situación importante o grave, sino saber encararla con un ánimo más estable y con el entendimiento claro y penetrativo de que todo está sujeto a la transitoriedad y a la inexorable ley de las dualidades u opuestos, en su continuo juego de complementariedad. El sol nace y el sol se pone. A una estación sigue otra estación y a la juventud sigue la vejez, como al encuentro el desencuentro y al desencuentro el encuentro. Cuando se tiene conciencia de la mutabilidad de todo lo que es existente y, por tanto, compuesto, uno sabe que inevitablemente todo es transitorio y esa apreciación clara reporta un saludable y equilibrante sentido de relativización, logrando que las situaciones no perturben tanto el estado ánimo y que la mente pueda recuperar antes su punto de quietud y equilibrio. De esa manera las respuestas psíquicas son más maduras y hay menos reactividad desmesurada y doliente en la mente. Los yoguis de la India no se cansan de repetir en inglés: «Balance, balance», invitando así al equilibrio y la ecuanimidad.

Es más fácil relativizar cuando la persona no se deja identificar totalmente con la circunstancia y logra situarse a cierta distancia de la misma. Así se mantiene también el juicio más certero y la conciencia más clara e imperturbada. Muchas veces, dada nuestra limitación de perspectiva, no somos capaces en el momento de darnos cuenta de que lo que puede parecer una bendición tal vez se torne después una maldición, y viceversa. La siguiente historia lo ilustra magníficamente:

El primer ministro del rey era un hombre de visión clara y gran ecuanimidad. El rey, por ello mismo, tenía enorme confianza en su ministro. A menudo el ministro decía ante un acontecimiento o circunstancia: «Será para bien.» Pero he aquí que un día el rey estaba utilizando un cuchillo y se rebanó uno de los dedos de la mano. El primer ministro, que en ese momento estaba presente, declaró sin perder la calma:

—Será para bien.

El monarca montó en cólera. ¿Cómo podía ser para bien que se hubiera cortado un dedo y una de sus manos quedara mutilada para siempre? Indignado y decepcionado, el monarca ordenó que metiesen en la cárcel al primer ministro, quien dijo:

—Será para bien.

Días después el reino fue conquistado por un reino vecino. El monarca del reino invasor ordenó a los sacerdotes que sacrificasen al monarca. Iban a inmolarlo cuando descubrieron que le faltaba un dedo, por lo que tuvieron que suspender el ritual, toda vez que no se puede sacrificar a los dioses un cuerpo imperfecto. Entonces el monarca invasor dijo:

—En tal caso, sacrificad al primer ministro.

Pero como el primer ministro estaba en prisión, nadie logró dar con su paradero. Pasadas unas semanas, fuerzas leales al monarca destronado reconquistaron el reino. Entonces el rey se dio cuenta de que su primer ministro había tenido toda la razón. Gracias a su mano mutilada y a que el primer ministro estaba encarcelado, ambos habían salvado sus vidas. El rey llamó al ministro y lo abrazó:

—Perdóname, amigo mío. Quiero que de nuevo detentes tu cargo.

Pero el primer ministro replicó:

—Señor, todo es tan contingente, tan inestable, tan relativo, que he decidido dedicar el resto de mi vida a la práctica de la meditación y a la búsqueda de lo Sublime.

El monarca dijo:

—Será para bien.

El ministro repuso satisfecho:

—Habéis aprendido la lección.

Para aprender a relativizar hay que ejercitarse en abrir la visión y tratar de contemplar el mayor número posible de condiciones y causas-efectos, siendo lo suficientemente humilde para aceptar que las condiciones no tienen que darse necesariamente para favorecernos siempre. También es de gran apoyo el cultivo metódico de la ecuanimidad y, por tanto, la práctica de la meditación y las técnicas para el desarrollo armónico de la mente.

48. Sensibilidad

La sensibilidad es una exquisita cualidad del alma y ayuda al ser humano a ser más humano, puesto que hay personas carentes de sensibilidad hasta el punto de que tendrían mucho que aprender de la ternura de los animales. La indiferencia, la frialdad y la insensibilidad son barreras que frenan los mejores recursos anímicos de un ser humano. La insensibilidad puede conducir a la anestesia afectiva; las personas que la padecen no están capacitadas para mantener relaciones genuinas con las otras criaturas y no son capaces de contemplar las necesidades ajenas, y mucho menos, pues, de atenderlas.

Se requiere sensibilidad para comunicarse con las personas de corazón a corazón, y experimentar indulgencia, compasión y benevolencia. La sensibilidad enriquece y enaltece, humaniza y nos hace amables y sensitivos. Pero la sensibilidad no es pusilanimidad ni sensiblería. La sensiblería es sentimentalismo desmesurado y a veces descontrolado; una persona puede ser sensiblera, pero no sensible, o sensible y en absoluto sensiblera. Hay personas sensibleras que se emocionan desorbitadamente por minúsculos o intrascendentes acontecimientos y que luego ni se inmutan por otros verdaderamente intensos o graves que afectan a otras personas. No gozan de la prodigiosa gema de la sensibilidad, sino de la bisutería de la sensiblería.

Como somos seres sensibles, lo natural es sentir. Si uno reprime su sensibilidad se está haciendo a sí mismo un flaco favor, aunque hay personas que lo hacen para autodefenderse o porque se avergüenzan de su sensibilidad o porque sus mismas carencias emocionales les lleva a ocultarla o disfrazarla. Cuando hay sensibilidad uno se ocupa no sólo de sí mismo, sino también de los demás y nunca puede ser indiferente a las cuitas de las otras criaturas. Las personas aviesas son insensibles y como no tienen ojos (ni sensores) para los demás, nunca se ponen en su lugar y en el peor de los casos no tienen reparos en denigrarlos o explotarlos. No hay muchas razas humanas, sino dos: la de los sensibles y la de los insensibles. Y así como la indiferencia es una muy oscura zona de la mente, la sensibilidad es una de las más luminosas.

La sensibilidad es imprescindible en la relación con las otras criaturas, pero también como fuente inspiradora para la vida, el contacto con la naturaleza, el respeto a la madre tierra y el desarrollo de cualquier actividad artística.

El que es sensible no puede ser violento, ni demasiado egoísta, ni hostil ni destructivo. El que es sensible ama la vida y la respeta profundamente, se adiestra en comprender y considerar, tiende su mano a los otros y aprecia la lealtad y la cooperación. El que es sensible refrena las palabras desagradables o la conducta impropia a fin de no herir a los demás. De la ternura hace su compañera y de la clemencia su amiga. Hay pocos regalos tan valiosos como la sensibilidad. A veces hiere, pero su herida es reveladora y consoladora; a veces duele, pero es el dulce y entrañable dolor del que se preocupa por los otros seres. La sensibilidad es una rica y valiosa posesión y los que gozan de ella no deben nunca perderla. Ojalá que los insensibles puedan tener un destello de sensibilidad y comenzar a cambiar su actitud.

El egocentrismo es enemigo de la sensibilidad, porque el egocéntrico está tan obsesionado consigo mismo que no mira a los otros. La insensibilidad seca el alma y los sentidos, y le convierte a uno en un desalmado; pero la sensibilidad es el hermoso hálito de vida que mantiene el ánimo firme y a la vez tierno. Cuando hay sensibilidad hay constante aprendizaje, evolución, crecimiento y expansión. «Que me lo roben todo —me dijo en una ocasión un yogui— menos la sensibilidad.» La sensibilidad nos hace generosos, nos ayuda a renunciar a favorecernos a costa de los demás, nos ayuda a entender las emociones, tristeza y desvelos de los otros.

Conviene examinarse día a día para tomar conciencia de las actitudes de indiferencia, muchas veces dadas por la negligencia, la costumbre, el ego desmesurado o la despreocupación. No nos permitamos deshumanizarnos más de lo que ya estamos y no perdamos la condición gloriosa de personas sensitivas que pretenden pasar por la vida haciendo el menor daño posible y, también en lo posible, ayudando y ayudándonos.

Me viene una historia a la memoria:

> Eran dos peregrinos. Uno de ellos se sentó a meditar y el otro sacó un cuchillo para abrir un coco. De repente, vino un mono y se llevó el cuchillo. El peregrino al que le habían robado el cuchillo corrió hasta su amigo, le sacó de la meditación y, visiblemente agitado, le dijo:
> —Ha venido un mono y me ha robado el cuchillo.
> El amigo repuso:
> —Si ha sido un mono, me quitas un peso de encima —y suspiró aliviado, para agregar—: Lo verdaderamente preocupante sería que te lo hubiera robado un hombre.

La sensibilidad no es una atadura ni nos deja desprotegidos; es un elixir. Transforma, armoniza, expande las energías y fortalece el ánimo. El insensible es necio y convierte su vida en un erial. No importa qué logros sociales pueda obtener, seguirá siendo un mendigo dañino para los demás. No hay nobleza en los pensamientos, palabras y actos del insensible. El que goza de sensibilidad, sin embargo, al perseguir sus metas no excluye a los demás, bien al contrario, y aquello que obtiene está pronto a compartirlo con los otros. Buda declaraba: «Por uno mismo se hace el mal y por uno mismo se contamina. Por uno mismo se deja de hacer el mal y por uno mismo se purifica.» Cuando hay conocimiento perfecto hay sensibilidad y ecuanimidad, hay ternura y lucidez.

49. Autovaloración madura

El ego tiende a infatuarse y entonces se torna manipulador, exacerbadamente engreído, tendente a la soberbia y al orgullo desmesurado, narcisista y vanidoso. Hay que vigilarse mucho para no incurrir en el orgullo. El místico y poeta Kabir, al que ya hemos hecho referencia en otros apartados, escribió un magnífico poema que resulta muy aleccionador:

Kabir, no te sientas orgulloso de tu cuerpo,
una capa de piel rellena de huesos;
aquellos que bajo doseles de oro
montaron majestuosos caballos
yacen ahora envueltos en la tierra.
Kabir, no te sientas orgulloso
de tus lujosas mansiones:
hoy o mañana
la tierra será tu lecho
y la hierba cubrirá tu cabeza.
Kabir, no te sientas orgulloso
ni mires con desdén al desesperado;
tu canoa está todavía en el mar,
¿quién sabe cuál será su destino?
Kabir, no te sientas orgulloso
de tu belleza y juventud;
en este día o al próximo
deberás abandonarlas,
como una serpiente que muda la piel.

El orgullo desmesurado y todos sus parientes (soberbia, vanidad, egocentrismo, etcétera) no son el resultado de un ego maduro y controlado, sino de un ego debilitado que necesita afirmarse. Un antídoto del orgullo desmedido es la humildad, de la que ya hemos hablado, pero otro es la autovaloración madura, entendiendo que no hay que confundir «egorrealización» con la verdadera autorrealización y que la auténtica autoestima no se afinca en el desorbitado egocentrismo, sino en el sólido reconocimiento de las propias potencialidades y del valor intrínseco de uno mismo como ser humano. La autovaloración verdadera es el resultado de la confianza en uno mismo a través del autoconocimiento y, también, de la aceptación consciente de uno mismo, incluido ese lado difícil, a veces perverso, que en todos se resiste a desvanecerse. La autovaloración madura nos permite aceptarnos para, desde ese punto, comenzar a poner los medios para evolucionar; se vive para el verdadero ser y no para un patrón, descripción o yo idealizado. Si una persona vive en el reflejo de sí misma y no en sí misma, tendrá muchos conflictos, a veces desgarradores, porque vive para un «holograma» y no para una realidad, porque cuando no pueda seguir los dictados de ese yo idealizado o estar a la altura de sus modelos o de la descripción que los demás hacen de ella, se sentirá frustrada y, por tanto, deprimida.

Muchas personas consumen la vida tratando de asemejarse al yo idealizado en lugar de ser ellas mismas; otras se parapetan en su orgullo, vanidad o despotismo porque no terminan de estar afincadas en su yo real y tienen que verse obligadas a consolidar el yo social; otras tienen tan menoscabada su autoestima que sus fuerzas inconscientes las impelen hacia el extremo del envanecimiento y la soberbia o hacia el de la timidez o la conducta timorata. La persona con una madura autovaloración no necesita de halagos, afirmaciones ni ajenas actitudes que apuntalen su ego y no tiene temor a ser desaprobada o rechazada. Está tan afirmada en su ser que no necesita de falaces afirmaciones. Por eso no tiene la necesidad neurótica de alardear o pavonearse ni el ansia de buscar la aprobación o el halago. Ramakrishna decía: «Los hombres están prontos para alabar y prontos para vituperar; por lo tanto, no prestes atención a lo que los demás digan de ti.» La persona que goza de una madura autovaloración no está pendiente de los juicios aprobatorios o desaprobatorios de los demás.

Todos los seres humanos están conformados por esencia y personalidad, es decir por un yo real (la base, lo más genuino), un yo psíquico y un yo social (lo adquirido). Es necesario atender tanto a la esencia como a la personalidad, pero cuando se atiende en demasía a la personalidad, como orienta esta sociedad, entonces la persona se pierde a sí misma y pone todas sus energías para definir la burda máscara de la personalidad, en detrimento de su ser interior.

La autovaloración madura implica no sólo la aceptación de uno mismo y el reconocimiento de las propias potencialidades, sino también la sana actitud de asumir los propios fallos y sobreponerse a ellos, sin incurrir en estados depresivos o de autorrecriminación mórbida. Como dice el adagio tántrico: «El mismo suelo que te hace caer es en el que tienes que apoyarte para levantarte.» La vida es un aprendizaje continuado; no podemos brillar y sentirnos seguros en todos los campos como no podemos gustar a todo el mundo. La autovaloración madura es equilibrio: ni nos precipitamos hacia el extremo del orgullo ni hacia el del desprecio de nosotros mismos. El objetivo es la armonía y sólo podemos perseguirlo a través del propio conocimiento, la confianza en las propias energías de autorrealización, la disciplina y la aspiración correcta.

50. *Pensamiento maduro*

El yoga es la primera psicología del mundo. Es una psicología de la autorrealización. Buda fue uno de los más grandes yoguis que han existido y experimentó a fondo las técnicas del yoga, que siempre han puesto un gran énfasis en la necesidad de controlar las ideas en la mente y encauzar lúcida y acertadamente los pensamientos. Siempre se ha dicho en el yoga: «Así como piensas, así eres.» Para Buda el pensamiento podía ser correcto o incorrecto, según estuviese liberado de ofuscación, apego y odio o no. El pensamiento correcto es constructivo, en tanto que el incorrecto, además de sumar ofuscación, se torna sumamente perjudicial. El pensamiento maduro se aproxima mucho al correcto, en tanto que el inmaduro está más próximo al incorrecto.

El pensamiento es un gran misterio y a menudo la mente es un río de pensamientos, pero de pensamientos inconclusos, mecánicos y fragmentados, es decir, de pensamientos inútiles y que nos roban la calma mental o nos condicionan negativamente. Muchos de esos pensamientos intrusos, parásitos u obsesivos, nos perturban el ánimo o nos impelen a actuar irreflexivamente. Son esos pensamientos los que a menudo se tornan los grandes ladrones de la quietud interior y crean todo tipo de tendencias desacertadas y conflictivas. Muchas veces esos pensamientos son la consecuencia del núcleo psíquico de caos y confusión que hay en el individuo y que se manifiesta de tal modo en la superficie de la mente; son el producto del desorden e inarmonía psíquica, pero a su vez crean nuevos condicionamientos y más desorden. Los pensamientos neuróticos vienen dados con frecuencia por conflictos y contradicciones internas y, sobre todo, por lo que en el yoga se ha denominando *samskharas*, que son las huellas o impresiones inconscientes que con sus hilos muy poderosos llegan a controlar los pensamientos, palabras y actos. La práctica de la concentración y la meditación, el esfuerzo correcto, el autoconocimiento, el establecimiento de la atención en el aquí y ahora, el cultivo de emociones positivas y el discernimiento purificado nos van ayudando a «quemar» todas esas impresiones del subconsciente y a recuperar una visión más cabal y un pensamiento más maduro y correcto.

Para entender todavía mejor lo que es el pensamiento maduro, es conveniente explorar sucintamente el pensamiento inmaduro o neurótico, sometido a pulsiones internas que, a su vez, originan tanta confusión dentro y fuera de uno. Es un pensamiento movido por memorias incontroladas, supuestos, sentimientos de culpa, imaginación estéril y toda suerte de pulsiones de deseo, aversión, presuposiciones o fantasías automáticas. Se torna un pensamiento inconcluso, repetitivo y que no reporta soluciones reales. Es un pensamiento sobre el que se ejerce mínimo o ningún dominio, alborotado y desordenado. A menudo más que esclarecer, oscurece; más que hallar soluciones, crea complicaciones. Como reza el antiguo adagio es «como lavar manchas de sangre con sangre». Esos automatismos son los que configuran el denominado charloteo mental, que cuando menos es inútil y perturbador, pero que puede llegar a ser un verdadero obstáculo o densa interferencia entre quien percibe y lo percibido, además de que roba sosiego mental y menoscaba la atención. En las antípodas de ese pensamiento neurótico, se halla el pensamiento correcto, más liberado de ofuscación, avidez y aborrecimiento. Configura la denominada reflexión consciente y lúcida y es un arte. Ese arte de pensar se va consiguiendo mediante la atención consciente y el adiestramiento en la reflexión lúcida, y comporta, necesariamente, el gobierno de las ideas. Es un pensamiento más desprejuiciado y objetivo, bien sostenido por las riendas de la voluntad, escueto y directo, y que se convierte en una herramienta muy útil para la vida cotidiana o incluso para la búsqueda interior. Ese pensamiento más ordenado, preciso y maduro nos ayuda a desarrollar una comprensión más objetiva, penetrante y ecuánime.

Mediante el adiestramiento, la persona tiene que aprender a subyugar los pensamientos y seleccionar aquellos que sean constructivos y eficientes, descartando los otros. Este dominio se obtiene gracias a la vigilancia de la mente, para evitar que el charloteo mental se desencadene y los estados mentales nocivos nos afecten mediante el proceso de identificación. Existe un antiquísimo ejercicio de meditación muy útil que consiste en observar, atenta y desapasionadamente, todo aquello que va surgiendo y desvaneciéndose en el escenario de la mente, convirtiéndose así uno en un atento y ecuánime testigo de los procesos mentales y aprendiendo a no ser dominado por ellos. Al ir aprendiendo a subyugar el pensamiento, también aprendemos a pensar cuando haya que pensar y a dejar de hacerlo cuando no haya que hacerlo.

Conclusión:
Cómo potenciar las actitudes constructivas de la mente

Hay otra manera más equilibrada, cuerda y plena de sentir y de vivir. Es el resultado del trabajo sobre uno mismo, que conlleva el autoconocimiento, el anhelo de modificarse y la disciplina para que la transformación sea posible. Hay también un tipo de entendimiento más claro y correcto, más revelador, bien diferente al entendimiento ofuscado o parcial, que no puede reportar sabiduría ni ser un instrumento fiable para la vida cotidiana y menos aún para la realización personal. Hay una vía para el cultivo cuidadoso y metódico de la mente, que con sus enseñanzas y métodos nos permite disipar sus oscurecimientos y obstáculos, reintegrar la mente y liberarla de innecesarias aflicciones.

En la mente del ser humano existen muchas trabas y ataduras, así como muchos errores básicos que impiden la visión clara y la conducta idónea. También hay semillas de iluminación, es decir, factores de crecimiento interior que pueden ser puestos en marcha y nos ayudan a percibir con claridad y sabiduría. El trabajo sobre la mente es imprescindible. Este trabajo consiste en vigilar la mente, cuidarla y ejercitarla, ponerla bajo el yugo de la voluntad, otorgarle sosiego y lucidez, entrenarla para que se concentre y sepa pensar y dejar de pensar.

Del mismo modo que hay que ir realizando un esfuerzo consciente y consistente para desalojar de la mente los estados perniciosos y evitar que vuelvan a presentarse, hay que hacerlo para suscitar, fomentar y desplegar los estados beneficiosos. La conquista del pensamiento es del mayor interés y ofrece los mejores resultados. Se requiere un entrenamiento tenaz.

Como cuidamos el cuerpo, con mayor razón tenemos que cuidar la mente e irla liberando de sus nocivas impresiones latentes para superar muchos de sus modelos inductores de desdicha y fricción. Podemos ir adiestrándonos en el desarrollo de actitudes, pensamientos y sentimientos sanos y constructivos. Podemos ir superando nuestras propensiones negativas y potenciando las positivas. Uno se convierte en el artífice de su propia vida mental. Como decía Buda: «Si te estimas bien, vigílate.» Abandonando la ofuscación, hallaremos un lugar seguro en la calma y la claridad de la mente. A través de la calma y de la claridad mentales encontraremos una nueva manera de relacionarnos con nosotros mismos, los demás y la vida. Como nadie puede hacer este trabajo por nosotros, cada cual tiene que asumir su responsabilidad en esta senda hacia el fructífero encuentro interior, y no hay otro compromiso que el libre y conscientemente adquirido con uno mismo para mejorar y humanizarse. Es mi entrañable y siempre respetado amigo el venerable Piyadassi Thera el que gustaba de recordar el siguiente adagio: «Unos corren velozmente; otros caminan; algunos se arrastran penosamente, pero todo los que perseveran alcanzarán la meta.»

A través del apaciguamiento de la mente, descubriremos lo que está más allá de la mente, pero las palabras no pueden asirlo pues por su naturaleza está más allá de todo concepto.

temas 'de hoy.

España
Av. Diagonal, 662-664
08034 Barcelona (España)
Tel. (34) 93 492 80 36
Fax (34) 93 496 70 58
Mail: info@planetaint.com
www.planeta.es

Argentina
Av. Independencia, 1668
C1100 ABQ Buenos Aires
(Argentina)
Tel. (5411) 4382 40 43/45
Fax (5411) 4383 37 93
Mail: info@eplaneta.com.ar
www.editorialplaneta.com.ar

Brasil
Rua Ministro Rocha Azevedo, 346 -
8º andar
Bairro Cerqueira César
01410-000 São Paulo, SP (Brasil)
Tel. (5511) 3088 25 88
Fax (5511) 3898 20 39
Mail: info@editoraplaneta.com.br

Chile
Av. 11 de Septiembre, 2353,
piso 16
Torre San Ramón, Providencia
Santiago (Chile)
Tel. Gerencia (562) 431 05 20
Fax (562) 431 05 14
Mail: info@planeta.cl
www.editorialplaneta.cl

Colombia
Calle 73, 7-60, pisos 7 al 11
Santafé de Bogotá, D.C.
(Colombia)
Tel. (571) 607 99 97
Fax (571) 607 99 76
Mail: info@planeta.com.co
www.editorialplaneta.com.co

Ecuador
Whymper, 27-166 y Av. Orellana
Quito (Ecuador)
Tel. (5932) 290 89 99
Fax (5932) 250 72 34
Mail: planeta@access.net.ec
www.editorialplaneta.com.ec

Estados Unidos y Centroamérica
2057 NW 87th Avenue
33172 Miami, Florida (USA)
Tel. (1305) 470 00 16
Fax (1305) 470 62 67
Mail: infosales@planetapublishing.com
www.planeta.es

México
Av. Insurgentes Sur, 1898, piso 11
Torre Siglum, Colonia Florida, CP-01030
Delegación Álvaro Obregón
México, D.F. (México)
Tel. (52) 55 53 22 36 10
Fax (52) 55 53 22 36 36
Mail: info@planeta.com.mx
www.editorialplaneta.com.mx
www.planeta.com.mx

Perú
Grupo Editor
Jirón Talara, 223
Jesús María, Lima (Perú)
Tel. (511) 424 56 57
Fax (511) 424 51 49
www.editorialplaneta.com.co

Portugal
Publicações Dom Quixote
Rua Ivone Silva, 6, 2.º
1050-124 Lisboa (Portugal)
Tel. (351) 21 120 90 00
Fax (351) 21 120 90 39
Mail: editorial@dquixote.pt
www.dquixote.pt

Uruguay
Cuareim, 1647
11100 Montevideo (Uruguay)
Tel. (5982) 901 40 26
Fax (5982) 902 25 50
Mail: info@planeta.com.uy
www.editorialplaneta.com.uy

Venezuela
Calle Madrid, entre New York y Trinidad
Quinta Toscanella
Las Mercedes, Caracas (Venezuela)
Tel. (58212) 991 33 38
Fax (58212) 991 37 92
Mail: info@planeta.com.ve
www.editorialplaneta.com.ve

Grupo Planeta Temas de Hoy es un sello editorial del Grupo Planeta www.planeta.es